Il cibo ti cura:
Il Percorso Naturale verso il tuo Benessere

Come trasformare ogni pasto in un passo verso la salute

Di Venere Lombardi

Sommario

CAPITOLO 1: INTRODUZIONE AL POTERE CURATIVO DEL CIBO

1.1 Presentazione del concetto: il cibo come medicina

Nel cuore dell'approccio olistico alla salute, troviamo un'idea tanto semplice quanto rivoluzionaria: il cibo non è solo un mezzo per placare la fame, ma una potente medicina naturale. Questo concetto, radicato in secoli di saggezza tradizionale e ora sostenuto da ricerche scientifiche avanzate, è il fulcro attorno al quale ruota il nostro viaggio attraverso "Il Cibo Ti Cura".

Da tempo immemorabile, l'umanità ha compreso l'importanza del cibo per la salute e il benessere. Le antiche civiltà come quelle greca, indiana e cinese, per esempio, hanno sempre avuto un approccio integrato alla nutrizione, considerando gli alimenti non solo per il loro valore gustativo o saziante, ma anche per le loro proprietà curative. La medicina Ayurvedica, ad esempio, classifica i cibi in base ai loro effetti sui diversi "dosha" o energie vitali del corpo, mentre la medicina tradizionale cinese utilizza gli alimenti per bilanciare le energie Yin e Yang.

Oggi, la scienza moderna ha iniziato a riconoscere ciò che i nostri antenati sapevano da millenni. Studi trasversali e longitudini ci hanno rivelato come specifici regimi alimentari possano ridurre il rischio di malattie croniche come il diabete di tipo 2, le malattie cardiache e alcuni tipi di cancro. La ricerca ha anche scoperto che alcune sostanze nutritive presenti negli alimenti possono migliorare la funzione cognitiva, rinforzare il sistema immunitario e persino modulare l'umore.

La nozione di "cibo come medicina" non significa trasformare ogni pasto in una sessione clinica; piuttosto, ci invita a considerare ogni scelta alimentare come un'opportunità per nutrire e curare il nostro corpo. Questa prospettiva ci spinge a prestare maggiore attenzione alla provenienza degli alimenti, al loro valore nutritivo e al loro impatto sul nostro organismo e sulla nostra mente.

Nel corso di questo libro, esploreremo come il semplice atto di mangiare possa trasformarsi in un potente strumento di guarigione e prevenzione. Affronteremo come le nostre scelte quotidiane a tavola possano essere un atto di cura personale, un modo per rafforzare la nostra salute fisica e mentale, e un mezzo per costruire una vita più lunga e soddisfacente.

Questa visione non pretende di sostituirsi alla medicina tradizionale, ma di integrarla. È un invito a riconoscere il potenziale nascosto in ogni boccone, in ogni scelta alimentare. È un approccio che va oltre la semplice nutrizione, abbracciando la complessità e la ricchezza delle interazioni tra il nostro corpo, la nostra mente, e l'ambiente.

In questo viaggio, scopriremo storie personali e casi di studio che mettono in evidenza come l'alimentazione abbia giocato un ruolo cruciale nella trasformazione della salute di molte persone. Queste storie ci serviranno da ispirazione e da guida, mostrandoci la strada verso una vita più sana e armoniosa attraverso il cibo.

Le storie personali e i casi di studio che esploreremo in questo libro sono testimonianze potenti del legame tra cibo e salute. Ogni racconto è una dimostrazione vivente di come modifiche mirate nell'alimentazione possano trasformare radicalmente la salute e il benessere di una persona.

Iniziamo con la storia di Marco, un quarantenne che si è trovato a fronteggiare la minaccia del diabete di tipo 2, una condizione familiare. La sua esperienza è un viaggio di scoperta personale, dove ha imparato a sostituire gli alimenti ad alto indice glicemico con alternative più salutari e ricche di fibre. Il cambiamento nella dieta di Marco non è stato solo un mezzo per evitare una diagnosi temuta; è diventato un catalizzatore per un miglioramento generale del suo benessere, dimostrando come una buona nutrizione possa essere potente quanto un farmaco, ma senza gli effetti collaterali.

Poi c'è la storia di Sofia, una studentessa universitaria che ha combattuto contro l'ansia e la depressione. Il suo percorso verso la guarigione è passato attraverso la revisione della sua dieta, eliminando alimenti che aggravavano il suo stato mentale e introducendo quelli che promuovevano equilibrio ed energia. Attraverso l'aggiustamento dell'alimentazione, Sofia ha trovato una nuova fonte di forza e stabilità, evidenziando l'importanza dell'alimentazione non solo per la salute fisica, ma anche per quella mentale.

Queste storie non sono isolate. In tutto il mondo, innumerevoli individui stanno scoprendo che il cibo può essere il loro alleato più potente nella lotta contro varie malattie e condizioni. Che si tratti di affrontare problemi cronici come il diabete, l'ipertensione, o condizioni più sfumate legate al benessere mentale, il cibo ha mostrato di avere un impatto profondo.

Queste narrazioni sono tanto istruttive quanto ispiratrici. Ogni storia porta con sé lezioni preziose sulla relazione tra ciò che mangiamo e come ci sentiamo, fisicamente ed emotivamente. Sottolineano l'importanza di un approccio olistico alla salute, dove il cibo non è visto semplicemente come carburante, ma come un elemento chiave che interagisce con vari aspetti del nostro essere.

Attraverso queste storie personali e casi di studio, emerge un tema comune: il cibo ha il potere non solo di sostenere la vita, ma di migliorarla. Questa comprensione ci porta a riconoscere che ogni scelta alimentare è un'opportunità per influenzare positivamente la nostra salute e il nostro benessere.

1.3 L'importanza di un approccio olistico alla salute

Nel contesto della salute e del benessere, l'approccio olistico assume una significativa rilevanza, soprattutto quando si parla di alimentazione. Questo approccio non si limita a considerare gli aspetti fisici della nutrizione, ma abbraccia anche le componenti emotive, mentali e ambientali che interagiscono con il nostro modo di mangiare. Questo capitolo esplora come un approccio olistico alla salute possa trasformare non solo il nostro benessere fisico, ma anche quello psicologico e sociale.

La visione olistica ci insegna che non esistono soluzioni universali: ciò che funziona per una persona potrebbe non essere efficace per un'altra. Questa comprensione ci porta a considerare non solo i cibi che mangiamo, ma anche il contesto in cui li consumiamo, le nostre abitudini alimentari, e le emozioni che associamo al cibo. Per esempio, l'atto di mangiare non è solo una funzione biologica, ma può anche essere un'esperienza sociale e culturale, arricchita da tradizioni e condivisione.

In questa prospettiva, l'alimentazione diventa un mezzo per nutrire non solo il corpo, ma anche la mente e lo spirito. Il cibo può influenzare il nostro umore, i nostri livelli di energia, e persino il nostro approccio alla vita. Ad esempio, alcuni alimenti hanno proprietà che possono aiutare a ridurre lo stress, a migliorare la concentrazione, o a elevare il nostro stato d'animo. Questo collegamento tra cibo, mente e corpo è fondamentale per un approccio olistico alla salute.

Un altro aspetto cruciale dell'approccio olistico è la consapevolezza ambientale. La scelta dei cibi che consumiamo non solo ci riguarda come individui, ma ha anche un impatto sul nostro pianeta. Optare per alimenti locali, stagionali e prodotti in modo sostenibile non solo supporta la nostra salute, ma contribuisce anche alla salute dell'ambiente. Questa consapevolezza ci porta a considerare l'impatto delle nostre scelte alimentari in una prospettiva più ampia, riconoscendo che ogni decisione è parte di un ecosistema interconnesso.

Inoltre, un approccio olistico alla salute si focalizza sulla prevenzione piuttosto che sulla cura. Invece di aspettare che si manifestino problemi di salute per poi intervenire, un approccio olistico incoraggia una continua cura del proprio benessere attraverso scelte alimentari consapevoli. Questo non significa solo mangiare cibi salutari, ma anche ascoltare il proprio corpo, riconoscere i segnali che invia e rispondere di conseguenza.

Infine, un approccio olistico riconosce l'importanza dell'equilibrio. Non si tratta di eliminare completamente alcuni cibi o di seguire diete restrittive, ma di trovare un equilibrio che funzioni per il proprio corpo e stile di vita. Questo equilibrio include la comprensione che occasionali indulgenze e la flessibilità sono parte di un approccio sano al cibo.

In conclusione, un approccio olistico alla salute attraverso l'alimentazione ci invita a esplorare una connessione più profonda e significativa con ciò che mangiamo. Ci incoraggia a considerare come ogni aspetto del cibo – dalla sua origine, al suo impatto sul nostro corpo e mente, fino alle sue implicazioni ambientali e sociali – contribuisca al nostro benessere generale. Questa comprensione olistica è un passo fondamentale verso una vita più sana e armoniosa.

1.4 Obiettivi e struttura del libro

Questo libro, "Il Cibo Ti Cura: Il Percorso Naturale verso il Benessere Totale", si propone di essere una guida illuminante e pratica per chiunque desideri esplorare il potenziale curativo del cibo. Il nostro obiettivo non è solo quello di informare, ma anche di ispirare e guidare il lettore verso un percorso di trasformazione personale attraverso scelte alimentari consapevoli. In queste pagine, ci immergeremo in un viaggio che va oltre la semplice nutrizione, abbracciando un approccio olistico che considera il cibo come un elemento chiave nella promozione della salute e del benessere totale.

La struttura del libro è pensata per guidare il lettore attraverso diverse fasi di comprensione e applicazione pratica. Iniziamo con una base teorica che pone le fondamenta per un approccio più informato e consapevole al cibo. Questa sezione introduttiva, che comprende i primi capitoli, mira a stabilire un legame tra il cibo e vari aspetti della salute, includendo storie personali e casi di studio che evidenziano il potere trasformativo dell'alimentazione. Questa parte del libro è fondamentale per comprendere come e perché le scelte alimentari possono influenzare profondamente la nostra salute fisica, mentale ed emotiva.

Proseguendo, il libro si addentra nel cuore della scienza della nutrizione. Qui, esploreremo i principi fondamentali di una dieta sana, analizzando i diversi gruppi di nutrienti e il loro ruolo nel corpo. Questa sezione non si limita a elencare fatti e cifre; piuttosto, si propone di fornire una comprensione approfondita di come i diversi componenti del cibo interagiscono con il nostro organismo. Con l'ausilio di spiegazioni dettagliate, interviste a esperti e riferimenti a ricerche scientifiche, questa parte mira a sfatare i miti comuni e a fornire al lettore le conoscenze necessarie per fare scelte alimentari informate.

Il libro si evolve poi in una sezione più pratica. Qui, il focus si sposta su come applicare le conoscenze acquisite nella vita quotidiana. Verranno esplorate strategie pratiche per integrare alimenti salutari nella dieta quotidiana, consigli su come pianificare i pasti e gestire le sfide del mangiare fuori casa. Questa parte del libro è cruciale per tradurre la teoria in azione, permettendo al lettore di applicare concretamente ciò che ha appreso in un contesto reale.

Verso la fine, il libro presenta una serie di ricette salutari e tecniche di cucina. Questa sezione è progettata per mostrare come gli alimenti salutari possano essere non solo nutrienti ma anche deliziosi. Le ricette e i consigli pratici offerti qui sono pensati per incoraggiare il lettore a sperimentare e a trovare gioia nel processo di cucinare e mangiare in modo sano.

Concludendo, il libro chiude con una riflessione sulla relazione tra alimentazione, salute individuale e impatto sociale e ambientale. Questa sezione finale intende ispirare il lettore a considerare il proprio viaggio alimentare come parte di un cambiamento più ampio, sottolineando l'importanza di un approccio olistico e integrato al benessere.

In sintesi, "Il Cibo Ti Cura" è strutturato per essere un compagno di viaggio nel mondo della nutrizione e del benessere, offrendo al lettore le conoscenze, gli strumenti e l'ispirazione per intraprendere e mantenere un percorso di salute e felicità attraverso il cibo.

1.5 Invito al viaggio: il lettore come protagonista

In questo capitolo conclusivo della nostra introduzione, estendiamo un caloroso invito al lettore a intraprendere un viaggio trasformativo con noi, un percorso dove diventa protagonista attivo del proprio benessere attraverso il cibo. Questo libro non è solo una raccolta di informazioni e consigli; è un catalizzatore per un cambiamento profondo e personale. Il viaggio che proponiamo è uno di esplorazione, scoperta e, soprattutto, di empowerment personale.

Il viaggio inizia con l'auto-riflessione. Invitiamo il lettore a considerare il proprio rapporto attuale con il cibo: cosa significa mangiare sano per te? Quali sono le tue abitudini alimentari attuali e come influenzano il tuo benessere? Questa autoanalisi è il primo passo per capire dove ci si trova e dove si vuole andare. È un'opportunità per riconoscere e celebrare i punti di forza, nonché per identificare aree di potenziale crescita e miglioramento.

Successivamente, il viaggio si sviluppa attraverso l'acquisizione di nuove conoscenze. Ogni capitolo del libro apre nuove porte alla comprensione del potere curativo del cibo. Con un approccio basato sulla scienza ma accessibile, il libro mira a dotare il lettore di un solido background di conoscenze che possono essere applicate nella vita quotidiana. Questo processo di apprendimento è progettato per essere coinvolgente e stimolante, spronando il lettore a porsi domande, a sperimentare e a esplorare nuove idee.

Una parte fondamentale di questo viaggio è l'applicazione pratica delle conoscenze acquisite. Il libro fornisce strumenti e strategie per integrare scelte alimentari salutari nella routine quotidiana. Da consigli su come pianificare i pasti a suggerimenti per la scelta degli alimenti al supermercato, il libro guida il lettore attraverso il processo di trasformazione delle nuove informazioni in azioni concrete.

Il viaggio non è solo un percorso personale, ma anche una condivisione. Il lettore è incoraggiato a connettersi con altri, sia condividendo le proprie esperienze, sia imparando da quelle degli altri. Questo può avvenire attraverso discussioni in comunità online, gruppi di supporto, o semplicemente conversando con amici e familiari. In questo modo, il viaggio diventa un'esperienza collettiva, arricchita dallo scambio di idee e dal sostegno reciproco.

Infine, il viaggio con "Il Cibo Ti Cura" è un percorso continuo. La salute e il benessere attraverso l'alimentazione non sono traguardi fissi, ma processi in costante evoluzione. Il libro si propone di essere una risorsa a cui il lettore può ritornare ripetutamente, scoprendo nuovi spunti e ispirazioni man mano che procede nel proprio percorso di salute.

In sintesi, questo libro non è solo un compendio di conoscenze, ma un invito a intraprendere un viaggio personale e trasformativo. È un percorso di scoperta e cambiamento, dove il lettore è il protagonista e il cibo il suo prezioso alleato. Attraverso questo viaggio, aspiriamo a ispirare un cambiamento positivo, alimentando un approccio al cibo che sia nutriente, consapevole e gioioso.

CAPITOLO 2: FONDAMENTI DI NUTRIZIONE E SALUTE

2.1 Macronutrienti e micronutrienti: ruolo e importanza

La comprensione dei macronutrienti e dei micronutrienti è fondamentale per esplorare il potenziale curativo del cibo. Questi elementi sono i pilastri su cui si basa la nutrizione e, di conseguenza, la nostra salute generale.

I macronutrienti, che comprendono carboidrati, proteine e grassi, costituiscono la maggior parte di ciò che mangiamo e sono essenziali per fornire energia e supportare le funzioni corporee. I carboidrati sono la fonte principale di energia del corpo, fondamentali per il funzionamento del cervello e dei muscoli. Mentre i carboidrati semplici possono offrire un rapido incremento energetico, i carboidrati complessi, come quelli presenti nei cereali integrali, forniscono un rilascio di energia più lento e sono ricchi di nutrienti benefici.

Le proteine, i mattoni della vita, sono cruciali per la crescita e la riparazione dei tessuti. Queste molecole complesse svolgono un ruolo fondamentale nella costruzione di muscoli, pelle, organi e altre strutture vitali. Sono presenti in diverse fonti alimentari, sia animali sia vegetali, ognuna delle quali fornisce un diverso profilo di aminoacidi essenziali.

I grassi, spesso fraintesi, sono vitali per numerose funzioni, tra cui l'energia di lunga durata, l'assorbimento delle vitamine liposolubili e il supporto delle funzioni cerebrali e cardiache. La comprensione della differenza tra grassi saturi, insaturi e polinsaturi è fondamentale per scegliere quelli che promuovono la salute, come gli acidi grassi omega-3, noti per i loro benefici sul cuore e sul cervello.

I micronutrienti, pur essendo necessari in quantità minori rispetto ai macronutrienti, sono altrettanto cruciali. Questi includono una vasta gamma di vitamine e minerali che supportano una varietà di funzioni vitali nel corpo. Ad esempio, la vitamina D, essenziale per la salute delle ossa, e il ferro, necessario per il trasporto dell'ossigeno nel sangue, sono solo due esempi dei molti micronutrienti che contribuiscono al nostro benessere complessivo. Una carenza di questi nutrienti può portare a una serie di problemi di salute, sottolineando l'importanza di una dieta equilibrata e variegata.

Comprendere il ruolo e l'importanza di questi nutrienti non solo ci aiuta a fare scelte alimentari più informate, ma ci permette anche di equilibrare la nostra dieta in modo da ottimizzare la salute. Questa conoscenza è fondamentale per utilizzare il cibo come strumento di guarigione e prevenzione, permettendoci di supportare il nostro corpo nella maniera più efficace.

Attraverso questa esplorazione approfondita dei macronutrienti e micronutrienti, ci avviciniamo a una comprensione più ricca e sfaccettata di come il cibo influenzi ogni aspetto della nostra salute, gettando le basi per una nutrizione che sia veramente trasformativa.

2.2 Impatto del cibo sul corpo e sulla mente

Il cibo che consumiamo non influisce solo sul nostro benessere fisico; ha anche un impatto significativo sulla nostra salute mentale e sulle nostre emozioni. Questa interdipendenza tra alimentazione, corpo e mente è un aspetto cruciale della nutrizione, che va ben oltre la semplice questione di calorie e nutrienti. In questo contesto, esaminiamo come il cibo influenzi il nostro organismo in tutti i suoi aspetti.

Prima di tutto, il cibo svolge un ruolo essenziale nel fornire l'energia necessaria per tutte le funzioni corporee. Dalla digestione alla rigenerazione cellulare, ogni processo nel nostro corpo richiede energia, che deriva dai nutrienti che assumiamo. Una dieta equilibrata, ricca di una varietà di nutrienti, assicura che il corpo abbia tutto ciò di cui ha bisogno per funzionare in modo ottimale. Per esempio, le proteine non sono solo necessarie per la crescita e la riparazione dei tessuti, ma sono anche cruciali per la produzione di enzimi e ormoni.

Allo stesso modo, il cibo influisce sul nostro stato mentale e emotivo. Alimenti che contengono alti livelli di zuccheri raffinati, per esempio, possono causare picchi rapidi di zucchero nel sangue seguiti da crolli, che possono portare a variazioni dell'umore e a sensazioni di stanchezza. D'altra parte, una dieta ricca di omega-3, presenti in alimenti come i pesci grassi, è stata associata a una migliore salute mentale, inclusa una riduzione dei sintomi di depressione e ansia.

Anche il microbioma intestinale, ovvero l'insieme di batteri che vivono nel nostro intestino, svolge un ruolo chiave nell'influenzare la nostra salute mentale. Studi recenti hanno mostrato che un microbioma sano e bilanciato può avere effetti positivi sul nostro umore e sul nostro comportamento, grazie alla produzione di neurotrasmettitori e alla modulazione dell'infiammazione nel corpo. Alimenti ricchi di fibre, come frutta, verdura e cereali integrali, aiutano a mantenere un microbioma intestinale sano.

Inoltre, il cibo ha un impatto diretto sul nostro sistema immunitario. Una dieta varia e ricca di nutrienti supporta la funzione immunitaria, aiutando il corpo a difendersi da infezioni e malattie. Vitamine come la C e la D, minerali come il zinco e gli antiossidanti presenti in frutta e verdura colorate sono tutti elementi chiave per un sistema immunitario robusto.

Infine, il modo in cui il cibo è preparato e consumato può anche influenzare il nostro benessere. Mangiare in fretta o in uno stato di stress può influenzare negativamente la digestione e l'assorbimento dei nutrienti. Al contrario, prendersi il tempo per gustare i pasti e apprezzare il cibo può migliorare la digestione e portare a un maggiore senso di soddisfazione e benessere.

In conclusione, il cibo è molto più di un semplice carburante per il corpo. Ha un impatto profondo su tutti gli aspetti del nostro essere, fisico, mentale ed emotivo. Questa comprensione ci invita a considerare ogni scelta alimentare come un'opportunità per nutrire e sostenere non solo il nostro corpo, ma anche la nostra mente e il nostro spirito.

Nel mondo dell'alimentazione e della nutrizione, abbondano miti e malintesi che possono confondere e spesso ostacolare il nostro cammino verso una salute ottimale. Demistificare questi miti è fondamentale per fare scelte alimentari basate su fatti e conoscenze concrete. In questo contesto, esaminiamo alcuni dei miti più comuni, offrendo una prospettiva basata sulla ricerca e sulla scienza.

Mito 1: I Grassi Sono Sempre Nocivi

Uno dei più diffusi malintesi riguarda i grassi. Per anni, i grassi sono stati demonizzati e considerati la principale causa di problemi di salute come obesità e malattie cardiache. Tuttavia, la realtà è più complessa. Non tutti i grassi sono uguali: mentre i grassi trans e una quantità eccessiva di grassi saturi possono effettivamente aumentare il rischio di problemi di salute, i grassi insaturi (come quelli presenti nell'olio d'oliva, nei pesci grassi, nelle noci e nei semi) sono essenziali per la salute del cervello e del cuore.

Mito 2: Carboidrati Uguale Aumento di Peso

I carboidrati sono spesso etichettati come il nemico numero uno nelle diete dimagranti. Tuttavia, il corpo ha bisogno di carboidrati per funzionare correttamente, soprattutto per quanto riguarda l'energia e la funzione cerebrale. La chiave sta nella scelta dei tipi di carboidrati: optare per carboidrati complessi, come quelli presenti in cereali integrali, frutta e verdura, fornisce energia duratura e un ampio spettro di nutrienti.

Mito 3: Le Proteine Devono Provenire da Fonti Animali

Mentre le proteine animali sono una fonte comune di questo macronutriente, non sono l'unica opzione. Le proteine vegetali, presenti in alimenti come legumi, noci e semi, possono fornire tutti gli aminoacidi essenziali necessari al corpo. Inoltre, incorporare fonti di proteine vegetali può avere benefici per la salute, come la riduzione del rischio di malattie cardiache e una migliore gestione del peso.

Mito 4: Dieta Senza Glutine Per Tutti

La dieta senza glutine è diventata popolare come soluzione per vari problemi di salute. Tuttavia, salvo per le persone con celiachia o sensibilità al glutine non celiaca, non ci sono prove che una dieta senza glutine offra benefici significativi per la salute generale. In effetti, evitare il glutine senza necessità può portare a una riduzione dell'assunzione di alcuni nutrienti importanti presenti in cereali integrali.

Mito 5: Gli Alimenti "Dietetici" Sono Sempre la Scelta Migliore

 Gli alimenti etichettati come "light" o "dietetici" possono essere attraenti per chi cerca di perdere peso. Tuttavia, questi prodotti possono contenere zuccheri aggiunti, edulcoranti artificiali o altri additivi per compensare la riduzione di grassi o calorie. È importante leggere attentamente le etichette e considerare la qualità complessiva dell'alimento, non solo il suo contenuto calorico.

In conclusione, una comprensione chiara e basata su fatti della nutrizione è essenziale per navigare nel mare di informazioni, spesso contraddittorie, disponibili oggi. Demistificare questi miti alimentari non solo aiuta a fare scelte più informate, ma consente anche di adottare un approccio più equilibrato e sostenibile all'alimentazione, uno che favorisce la salute senza sacrificare il piacere e la soddisfazione derivanti dal cibo.

Un aspetto fondamentale nell'approfondire la nostra comprensione del cibo e della sua influenza sulla salute è ascoltare le voci degli esperti: nutrizionisti, dietologi, medici e altri professionisti del settore sanitario. Le loro conoscenze e esperienze possono fornire intuizioni preziose e consigli pratici, permettendoci di navigare meglio nel mondo della nutrizione. In questo segmento, condivideremo alcuni punti salienti tratti da interviste con questi esperti.

Nutrizione Olistica e Personalizzata

Una nutrizionista olistica ha sottolineato l'importanza di considerare l'individuo nella sua interezza quando si tratta di dieta e nutrizione. Invece di adottare approcci "taglia unica", ha enfatizzato l'importanza di personalizzare la dieta in base alle esigenze uniche di ogni persona, tenendo conto non solo delle loro condizioni di salute, ma anche del loro stile di vita, preferenze e background culturale. Questo approccio personalizzato può portare a risultati più efficaci e sostenibili nel tempo.

Impatto della Dieta sulla Salute Cronica

Un medico specializzato in malattie metaboliche ha discusso l'impatto della dieta sulla prevenzione e gestione delle malattie croniche, come il diabete di tipo 2 e le malattie cardiache. Ha evidenziato l'importanza di una dieta ricca di vegetali, cereali integrali, proteine magre e grassi sani. Inoltre, ha sottolineato come piccole modifiche nella dieta possono avere un impatto significativo nel migliorare i parametri di salute, come la glicemia e il colesterolo.

Nutrizione e Salute Mentale

Un altro aspetto esplorato è stato il legame tra nutrizione e salute mentale. Un psichiatra che integra la nutrizione nel suo approccio terapeutico ha discusso di come specifici nutrienti, come gli acidi grassi omega-3, gli aminoacidi e le vitamine del gruppo B, possano influenzare il benessere mentale. Ha anche sottolineato l'importanza del microbioma intestinale, notando come un'intestino sano possa essere collegato a una mente sana.

Importanza della Formazione Continua

Un dietologo ha messo in luce l'importanza dell'aggiornamento e della formazione continua nel campo della nutrizione. Con la scienza della nutrizione in costante evoluzione, è fondamentale che i professionisti rimangano aggiornati con le ultime ricerche per fornire le migliori raccomandazioni ai loro pazienti. Questo impegno per l'apprendimento continuo è cruciale per navigare nel paesaggio in rapida evoluzione della scienza alimentare e della salute.

Sfide e Opportunità nell'Educazione Nutrizionale

Infine, un educatore nutrizionale ha discusso delle sfide e delle opportunità nell'educare il pubblico sulla nutrizione. Ha parlato della difficoltà nel contrastare la disinformazione e dei modi in cui i social media possono sia ostacolare sia aiutare gli sforzi educativi. Ha anche sottolineato l'importanza di rendere l'informazione nutrizionale accessibile e comprensibile, in modo che le persone possano fare scelte informate sulla loro alimentazione.

Queste interviste forniscono una panoramica preziosa dei diversi aspetti della nutrizione e della salute. Ascoltando le esperienze e le conoscenze di questi esperti, possiamo ottenere una comprensione più ricca e sfaccettata di come il cibo influenzi la nostra salute e benessere, e come possiamo utilizzare questo potente strumento per migliorare la nostra qualità di vita

Per comprendere appieno il potenziale trasformativo del cibo sulla nostra salute, è utile esaminare studi di caso concreti. Questi esempi pratici non solo illustrano le teorie nutrizionali, ma mostrano anche come possano essere applicate nella vita di tutti i giorni. In questo segmento, condivideremo alcuni studi di caso che dimostrano l'impatto della nutrizione su vari aspetti della salute.

Caso 1: Gestione del Diabete di Tipo 2

Il primo studio riguarda un uomo di mezza età diagnosticato con diabete di tipo 2. Dopo la diagnosi, ha iniziato a lavorare con un nutrizionista per modificare la sua dieta. Riducendo l'assunzione di carboidrati raffinati e aumentando quella di verdure, cereali integrali e proteine magre, è riuscito a migliorare significativamente i suoi livelli di glicemia. Questo caso dimostra come la nutrizione possa essere un potente strumento nel controllo del diabete, riducendo la dipendenza da farmaci e migliorando la qualità della vita.

Caso 2: Alimentazione e Salute Mentale

Un altro esempio interessante è quello di una giovane donna che soffriva di ansia e depressione. In aggiunta alla terapia tradizionale, ha iniziato a concentrarsi sulla nutrizione. Incorporando nella sua dieta cibi ricchi di omega-3, magnesio e vitamine del gruppo B, ha notato un miglioramento nel suo umore e nella sua energia. Questo caso sottolinea l'importanza dell'alimentazione nella gestione della salute mentale, oltre alla medicina convenzionale.

Caso 3: Nutrizione per la Salute Cardiovascolare

Un terzo studio di caso riguarda un individuo con storia familiare di malattie cardiache. Per ridurre il proprio rischio, ha adottato una dieta mediterranea, ricca di grassi sani, frutta, verdura e cereali integrali. I suoi esami del sangue hanno mostrato miglioramenti nei livelli di colesterolo e pressione sanguigna, dimostrando l'impatto di una dieta equilibrata sulla prevenzione delle malattie cardiache.

Caso 4: Dieta e Sindromi Autoimmuni

Un quarto caso coinvolge una persona con una sindrome autoimmune. Dopo aver consultato un nutrizionista, ha eliminato alimenti che potevano aggravare l'infiammazione, come zuccheri raffinati e cibi trasformati, e ha aumentato l'assunzione di cibi antinfiammatori. Questo cambiamento ha portato a una riduzione dei sintomi e a un miglioramento generale della salute.

Caso 5: Nutrizione e Prestazioni Atletiche

Infine, un atleta ha sperimentato cambiamenti nella sua dieta per migliorare le prestazioni e il recupero. Introducendo più carboidrati complessi, proteine di alta qualità e cibi ricchi di antiossidanti, ha notato un aumento della resistenza e una riduzione del tempo di recupero dopo l'allenamento.

Questi studi di caso offrono un'immagine chiara di come le modifiche nella dieta possano avere un impatto significativo sulla salute e sul benessere. Dimostrano che, con l'approccio giusto, la nutrizione può essere utilizzata per affrontare una vasta gamma di sfide sanitarie, migliorando non solo i risultati fisici, ma anche la qualità della vita.

CAPITOLO 3: DIETA E STILI DI VITA SALUTARI

3.1 Panoramica delle diverse diete

La nutrizione è un campo vasto e variegato, con un'ampia gamma di diete che promettono benefici per la salute, la perdita di peso e il benessere generale. Tuttavia, con così tante opzioni disponibili, può essere difficile navigare e scegliere quella più adatta alle proprie esigenze. In questo segmento, esploreremo diverse diete popolari, esaminando i loro principi, benefici e potenziali limitazioni.

Dieta Mediterranea

La dieta mediterranea è spesso considerata uno degli approcci alimentari più sani. Basata sui modelli alimentari tradizionali dei paesi che si affacciano sul Mediterraneo, questa dieta enfatizza il consumo di frutta, verdura, cereali integrali, legumi, noci, semi, olio d'oliva e pesce. È nota per i suoi benefici sulla salute del cuore e per la sua capacità di ridurre il rischio di malattie croniche. Ricca di fibre, grassi sani e antiossidanti, la dieta mediterranea non solo supporta la salute fisica ma anche quella mentale.

Dieta Chetogenica

La dieta chetogenica si concentra su un alto consumo di grassi, un moderato apporto di proteine e una riduzione drastica dei carboidrati. L'obiettivo è portare il corpo in uno stato di chetosi, dove brucia grassi per energia anziché carboidrati. Originariamente sviluppata per trattare l'epilessia nei bambini, questa dieta ha guadagnato popolarità per la perdita di peso rapida. Tuttavia, è importante notare che può non essere adatta a lungo termine per tutti, a causa delle sue restrizioni severe e del potenziale impatto sulla salute del cuore.

Dieta Vegetariana e Vegana

Le diete vegetariana e vegana escludono la carne e, nel caso del veganismo, tutti i prodotti di origine animale. Questi regimi alimentari sono spesso scelti per motivi di salute, etici o ambientali. Sono ricchi di frutta, verdura, legumi, noci e semi, e possono offrire numerosi benefici per la salute, compresa una riduzione del rischio di malattie cardiache, diabete di tipo 2 e alcune forme di cancro. Tuttavia, è importante assicurarsi di ottenere abbastanza proteine, ferro, calcio, vitamina B12 e altri nutrienti essenziali che sono più facilmente disponibili in alimenti di origine animale.

Dieta a Basso Indice Glicemico

Questa dieta si concentra sull'assunzione di cibi che hanno un basso impatto sul livello di zucchero nel sangue. Alimenti come cereali integrali, legumi, frutta e verdura a basso indice glicemico sono preferiti rispetto a quelli che provocano picchi rapidi di glucosio. Benefica per la gestione del diabete e la perdita di peso, questa dieta aiuta anche a mantenere stabili i livelli di energia e l'appetito.

Dieta Paleo

La dieta Paleo si ispira ai modelli alimentari dei nostri antenati del Paleolitico, enfatizzando carne, pesce, frutta, verdura, noci e semi, mentre esclude cereali, legumi, latticini e cibi trasformati. I sostenitori di questa dieta affermano che è più in linea con la genetica umana e può portare a una migliore salute. Tuttavia, la dieta Paleo può essere limitante e non include alcuni gruppi alimentari che sono stati dimostrati benefici per la salute.

In conclusione, ogni dieta ha i suoi punti di forza e le sue limitazioni. La scelta della dieta più adatta dovrebbe essere basata sulle esigenze individuali, sulle condizioni di salute, sulle preferenze alimentari e sullo stile di vita. È importante considerare una dieta non solo per i suoi potenziali benefici immediati, ma anche per la sua sostenibilità e il suo impatto a lungo termine sulla salute.

La relazione tra alimentazione e malattie croniche è uno dei campi più studiati e significativi nella ricerca sulla nutrizione. Il modo in cui ci nutriamo può avere un impatto diretto sulla nostra predisposizione a sviluppare, gestire o prevenire varie malattie croniche. In questo segmento, esamineremo come specifici modelli alimentari influenzino la salute e come possano essere utilizzati per combattere o prevenire alcune delle malattie croniche più comuni.

Diabete di Tipo 2 Il diabete di tipo 2 è strettamente legato alla dieta e allo stile di vita. Dieta ricca di zuccheri semplici, carboidrati raffinati e cibi trasformati può aumentare il rischio di sviluppare questa condizione. Al contrario, una dieta equilibrata ricca di fibre, come cereali integrali, frutta e verdura, insieme a un regolare esercizio fisico, può prevenire o ritardare l'insorgenza del diabete di tipo 2. Per chi già vive con questa condizione, la modifica della dieta è una componente fondamentale del controllo del diabete, aiutando a gestire i livelli di glucosio nel sangue.

Malattie Cardiache Le malattie cardiache rimangono una delle principali cause di morte a livello globale, e la dieta gioca un ruolo chiave nella loro prevenzione. Alimenti ad alto contenuto di grassi saturi, colesterolo e sale possono aumentare il rischio di malattie cardiache. D'altro canto, diete come quella mediterranea, che enfatizza grassi sani, pesce, cereali integrali e un abbondante consumo di frutta e verdura, sono state associate a una riduzione del rischio di malattie cardiache. Inoltre, l'adozione di abitudini alimentari sane può aiutare a gestire la pressione sanguigna e i livelli di colesterolo.

Obesità L'obesità è un importante fattore di rischio per numerose malattie croniche, tra cui diabete, malattie cardiache e alcuni tipi di cancro. Una dieta equilibrata e controllata nelle porzioni, combinata con attività fisica regolare, è essenziale nella gestione dell'obesità. È importante focalizzarsi su una perdita di peso sostenibile e salutare, piuttosto che su diete dimagranti rapide, che spesso portano a un recupero del peso e possono avere effetti negativi sulla salute.

Cancro Anche se la dieta da sola non può prevenire il cancro, può aiutare a ridurre il rischio. Dieta ricca di frutta e verdura, cereali integrali e alimenti a basso contenuto di grassi saturi e trasformati è stata associata a una riduzione del rischio di alcuni tipi di cancro. Inoltre, la ricerca suggerisce che alcuni alimenti, come quelli ricchi di antiossidanti, possono avere proprietà protettive contro il cancro.

Malattie Autoimmuni Le malattie autoimmuni, come la malattia celiaca e la tiroidite di Hashimoto, possono essere influenzate dalla dieta. Per alcune condizioni, come la malattia celiaca, l'eliminazione di specifici alimenti (in questo caso, il glutine) è essenziale. Altri potrebbero beneficiare di diete che riducono l'infiammazione, come quelle ricche di omega-3 e povere di zuccheri raffinati.

In conclusione, la nutrizione gioca un ruolo cruciale nella prevenzione e gestione delle malattie croniche. Un'alimentazione equilibrata, personalizzata in base alle esigenze individuali e integrata con uno stile di vita attivo, è fondamentale per promuovere una salute ottimale e ridurre il rischio di malattie croniche.

Adottare abitudini alimentari sane è un passo fondamentale per migliorare la salute e il benessere generale. Non si tratta solo di scegliere gli alimenti giusti, ma anche di sviluppare un rapporto equilibrato e sostenibile con il cibo. Qui esploreremo alcuni consigli pratici per incorporare abitudini alimentari sane nella vita quotidiana.

1. Ascolta il Tuo Corpo

Imparare ad ascoltare i segnali del proprio corpo è essenziale. Mangia quando hai fame e fermati quando sei sazio. Evita di mangiare per noia, stress o emozioni. Riconoscere e rispettare i segnali di fame e sazietà aiuta a prevenire il sovraconsumo e promuove un approccio più intuitivo all'alimentazione.

2. Pianifica i Pasti

La pianificazione dei pasti aiuta a evitare scelte alimentari impulsive e meno salutari. Dedicare del tempo alla pianificazione settimanale dei pasti e alla preparazione può aiutare a garantire che tu abbia sempre opzioni salutari a disposizione. Include una varietà di alimenti per assicurare un apporto equilibrato di tutti i nutrienti necessari.

3. **Aumenta il Consumo di Frutta e Verdura**

Rendi frutta e verdura una parte centrale della tua dieta. Sono ricchi di vitamine, minerali, fibre e antiossidanti, tutti essenziali per una buona salute. Prova a includere almeno una porzione di frutta o verdura ad ogni pasto per aumentare il consumo quotidiano.

4. **Scegli Cereali Integrali**

Sostituisci i cereali raffinati con quelli integrali. I cereali integrali, come l'avena, il riso integrale, la quinoa e il pane integrale, forniscono più nutrienti e fibre rispetto ai loro omologhi raffinati. Questo non solo aiuta nella digestione, ma può anche contribuire a un senso di sazietà più duraturo.

5. **Limita Zuccheri e Grassi Saturi**

Riduci il consumo di zuccheri aggiunti e grassi saturi. Questo include alimenti come bevande zuccherate, dolci, fast food e snack trasformati. Opta invece per fonti di grassi sani come l'olio d'oliva, le noci e i semi, e preferisci dolcificanti naturali a basso indice glicemico quando necessario.

6. **Mantieni l'Idratazione**

Bere abbondantemente durante il giorno è cruciale per la salute. L'acqua è la migliore scelta per mantenere l'organismo idratato. Evita bevande zuccherate o alcoliche e opta per l'acqua, tisane o acqua aromatizzata con frutta naturale.

7. Goditi il Cibo

Adottare abitudini alimentari sane non significa rinunciare al piacere del cibo. Sperimenta con nuove ricette, assapora i sapori e goditi i pasti senza fretta. Mangiare dovrebbe essere un'esperienza piacevole e soddisfacente, non una fonte di stress o di sensi di colpa.

8. Sii Consapevole delle Porzioni

Presta attenzione alle dimensioni delle porzioni. Mangiare porzioni eccessive, anche di cibi sani, può portare a un eccesso calorico. Ascolta il tuo corpo e usa il buon senso per determinare le quantità adeguate.

9. Abbraccia la Varietà

Una dieta varia garantisce un ampio spettro di nutrienti. Non limitarti a un piccolo gruppo di alimenti, ma cerca di includere una varietà di cibi diversi nella tua dieta. Questo non solo è benefico per la salute, ma rende anche l'alimentazione più interessante e piacevole.

10.   Sii Paziente e Coerente

Infine, ricorda che cambiare le abitudini alimentari è un processo. Sii paziente con te stesso e mantieni la coerenza. Piccoli cambiamenti costanti nel tempo possono portare a grandi benefici per la salute a lungo termine.

Seguendo questi consigli, puoi iniziare a costruire un rapporto più sano e soddisfacente con il cibo, un passo fondamentale per una vita più sana e piena di energia

3.4 Gestione delle sfide quotidiane

Mantenere abitudini alimentari sane nella vita quotidiana può essere una sfida, specialmente in un mondo frenetico dove spesso manca il tempo per pianificare e preparare pasti salutari. In questo segmento, esploriamo strategie per affrontare e superare le sfide comuni che si incontrano nel perseguire una dieta equilibrata.

1. Mangiare Sano Fuori Casa

Una delle maggiori sfide è fare scelte alimentari sane quando si mangia fuori. Quando sei al ristorante, cerca opzioni più salutari nel menu, come piatti a base di verdure, carni magre e cereali integrali. Evita cibi fritti o ricchi di salsa e chiedi condimenti o salse a parte per controllare la quantità. Anche la dimensione delle porzioni è importante: considera di condividere il piatto o di portare a casa la metà per un altro pasto.

2. Snack Salutari in Movimento

Per evitare di ricorrere a snack malsani, tieni sempre a portata di mano opzioni più sane. Snack come frutta fresca, noci, barrette energetiche senza zuccheri aggiunti o yogurt greco sono ottime scelte. Preparare snack in anticipo può aiutare a resistere alla tentazione di acquistare opzioni meno salutari quando sei fuori casa.

3. Gestire la Fame Emotiva

La fame emotiva può portare a scelte alimentari impulsive e malsane. Impara a riconoscere la differenza tra fame fisica e fame emotiva. Trova modi alternativi per affrontare le emozioni, come fare una passeggiata, parlare con un amico o praticare tecniche di rilassamento, invece di rivolgerti al cibo per conforto.

4. Cucinare in Modo Sano a Casa

Cucinare a casa è uno dei modi migliori per controllare gli ingredienti e la qualità dei tuoi pasti. Sperimenta con ricette salutari e trova piatti che ti piacciono e sono facili da preparare. Utilizza metodi di cottura più salutari, come la cottura al vapore, alla griglia o al forno, invece di friggere.

5. Pianificazione e Preparazione dei Pasti

Dedicare del tempo alla pianificazione dei pasti per la settimana può semplificare notevolmente il mangiare sano. Prepara in anticipo alcuni componenti dei pasti durante il fine settimana, come cuocere cereali integrali, tagliare verdure o preparare proteine. Avere già pronti alcuni ingredienti può rendere la preparazione dei pasti durante la settimana più veloce e meno stressante.

6. Mantenere l'Equilibrio

Ricorda che l'alimentazione sana non significa rinunciare completamente ai tuoi cibi preferiti. È importante trovare un equilibrio che ti permetta di godere occasionalmente di un trattamento senza sensi di colpa. L'adozione di un approccio flessibile può aiutare a mantenere le abitudini alimentari sane a lungo termine.

7. Coinvolgimento Familiare

Coinvolgi la tua famiglia o i coinquilini nel processo. Preparare i pasti insieme può essere un modo divertente per esplorare nuove ricette e rendere il mangiare sano un'attività condivisa. Inoltre, quando tutti in casa sostengono uno stile di vita salutare, diventa più facile mantenere queste abitudini.

8. Educazione e Informazione

Infine, educati costantemente su nutrizione e salute. Leggere libri, seguire blog affidabili o partecipare a workshop sulla nutrizione può fornire nuove idee e tenerti motivato. Una comprensione approfondita delle basi della nutrizione ti aiuterà a prendere decisioni informate e consapevoli.

Adottare queste strategie può aiutarti a superare le sfide quotidiane nell'adottare e mantenere un'alimentazione sana.

La pianificazione dei pasti e l'organizzazione sono componenti chiave per mantenere una dieta sana e bilanciata. La capacità di pianificare in anticipo e organizzare i pasti può ridurre significativamente lo stress quotidiano legato all'alimentazione, assicurando che si abbiano sempre a disposizione opzioni salutari. Vediamo come implementare efficacemente la pianificazione dei pasti e l'organizzazione nella routine alimentare.

1. Stabilire Obiettivi Chiari

Prima di iniziare la pianificazione dei pasti, è importante definire obiettivi chiari. Questi possono variare dal desiderio di mangiare più salutare, al controllo del peso, alla gestione di una condizione di salute specifica. Gli obiettivi guideranno la scelta dei cibi da includere e da evitare.

2. Creare un Piano Settimanale

Dedicare del tempo ogni settimana per pianificare i pasti può semplificare notevolmente la routine quotidiana. Decidi in anticipo cosa mangerai per colazione, pranzo, cena e snack per tutta la settimana. Questo aiuta a evitare decisioni alimentari impulsive e meno salutari.

3. Preparazione dei Pasti in Anticipo

La preparazione dei pasti in anticipo è un modo efficace per assicurarti di seguire il tuo piano alimentare. Dedicare alcune ore durante il fine settimana per cucinare e conservare porzioni di pasti può risparmiare tempo durante la settimana. È anche un ottimo modo per controllare le porzioni e garantire un'alimentazione bilanciata.

4. Lista della Spesa Consapevole

Fare una lista della spesa dettagliata prima di andare al supermercato può aiutare a evitare acquisti impulsivi e meno salutari. Basa la tua lista sugli ingredienti necessari per i pasti pianificati e attieniti ad essa quando fai la spesa.

5. Variazione e Bilanciamento

Assicurati che il tuo piano di pasti includa una varietà di cibi per evitare la noia alimentare e per garantire un apporto equilibrato di tutti i nutrienti necessari. Includi diverse fonti di proteine, carboidrati complessi, grassi sani, frutta e verdura in ogni pasto.

6. Cucinare in Lotti

Cucinare in lotti può essere un grande risparmio di tempo. Prepara quantità maggiori di piatti come zuppe, stufati o cereali integrali, che possono essere facilmente conservati e riscaldati durante la settimana.

7. Utilizzo di Contenitori per la Conservazione

Utilizza contenitori per conservare i pasti in modo sicuro e pratico. Questo aiuta a mantenere il cibo fresco più a lungo e facilita la suddivisione dei pasti in porzioni adeguate.

8. Valutazione e Aggiustamento

Valuta regolarmente la tua pianificazione dei pasti e apporta eventuali aggiustamenti necessari. Se un pasto non funziona per te o non soddisfa le tue esigenze nutrizionali, non esitare a modificarlo nel piano successivo.

9. Flessibilità

Mentre la pianificazione dei pasti è utile, è anche importante essere flessibili. A volte le circostanze cambiano, e potrebbe essere necessario adattare il piano di pasti. Mantenere una certa flessibilità può aiutare a gestire questi cambiamenti senza stress.

## 10.	Coinvolgimento Familiare

Coinvolgi la famiglia o i coinquilini nella pianificazione e preparazione dei pasti. Questo non solo può rendere il processo più divertente, ma può anche aiutare a garantire che i pasti soddisfino le preferenze e le esigenze nutrizionali di tutti.

Adottare queste strategie di pianificazione e organizzazione può aiutarti a mantenere una dieta sana e bilanciata, riducendo lo stress e migliorando la tua salute generale.

CAPITOLO 4: IL POTERE DEI SUPERFOODS

4.1 Che cosa sono i superfoods?

Il concetto di "superfoods" si riferisce a quegli alimenti particolarmente densi di nutrienti e benefici per la salute, pur non avendo una definizione scientifica ufficiale. Questi cibi sono spesso associati a un alto contenuto di vitamine, minerali, antiossidanti e altri composti bioattivi che possono avere un impatto positivo significativo sul benessere generale.

Tra i superfoods più noti troviamo le bacche, come mirtilli, lamponi e fragole, che sono fonti eccezionali di vitamine, fibre e antiossidanti, in particolare flavonoidi. Questi frutti possono aiutare a ridurre il rischio di malattie cardiache, migliorare la salute cerebrale e proteggere contro alcuni tipi di cancro, oltre ad avere proprietà antinfiammatorie e benefici per la salute della pelle.

I semi di chia sono un altro esempio di superfood, con un'elevata concentrazione di omega-3, fibre e proteine vegetali. Questi semi sono utili nel controllo del peso e contribuiscono alla salute del cuore e alla regolazione della glicemia.

Il cavolo riccio, o kale, è noto per il suo alto contenuto di vitamine A, C e K e minerali importanti come ferro e calcio. Questo vegetale a foglia verde possiede potenti proprietà antiossidanti, contribuendo alla salute degli occhi e al supporto del sistema immunitario.

La quinoa, un seme ricco di nutrienti, è una fonte completa di proteine vegetali, contenendo tutti e nove gli aminoacidi essenziali. È inoltre ricca di fibre, magnesio, B-vitamine, ferro, potassio, calcio, fosforo e vitamina E, supportando così la salute del cuore e aiutando nel controllo del peso.

La curcuma si distingue per il suo principio attivo, la curcumina, che ha notevoli proprietà antinfiammatorie e antiossidanti. È utile nella riduzione del rischio di malattie cardiache, cancro e malattie neurodegenerative e viene impiegata per migliorare i sintomi di depressione e artrite.

Le bacche di acai sono un'altra preziosa fonte di antiossidanti, in particolare antocianine, che contribuiscono a ridurre lo stress ossidativo e l'infiammazione. Sono anche ricche di grassi salutari e fibre.

Infine, il tè verde è noto per il suo alto contenuto di catechine, antiossidanti collegati alla perdita di peso, alla riduzione del rischio di malattie cardiache e alla prevenzione del cancro. Contiene anche L-teanina, che può aiutare a ridurre lo stress e migliorare la funzione cerebrale.

In conclusione, i superfoods rappresentano un gruppo variegato di alimenti, ciascuno con i propri specifici benefici per la salute. La loro integrazione in una dieta quotidiana può contribuire a un miglioramento del benessere generale. Tuttavia, è importante sottolineare che nessun alimento può compensare una dieta squilibrata: i superfoods dovrebbero essere parte di un regime alimentare vario e equilibrato per massimizzare i loro benefici.

I superfoods, noti per i loro profili nutritivi densi, hanno attirato l'attenzione della ricerca scientifica per i loro potenziali benefici per la salute. Questi alimenti, straordinariamente ricchi in nutrienti essenziali, possono giocare un ruolo significativo nel promuovere il benessere generale.

Antiossidanti e Riduzione dello Stress Ossidativo

Superfoods come bacche, tè verde e semi di chia sono abbondanti in antiossidanti che combattono i radicali liberi nel corpo. Questi radicali liberi possono causare danni cellulari e contribuire all'invecchiamento e a malattie come il cancro. L'apporto elevato di antiossidanti da questi alimenti può ridurre lo stress ossidativo, portando a miglioramenti nella salute generale e una potenziale riduzione del rischio di varie malattie croniche.

Supporto alla Salute Cardiaca

I benefici per la salute cardiaca sono un altro aspetto importante di alcuni superfoods. Ad esempio, i grassi omega-3 in semi di chia e pesci grassi come il salmone possono ridurre l'infiammazione, abbassare i trigliceridi e migliorare i livelli di colesterolo. Alimenti ricchi di fibre, come quinoa e cavolo riccio, aiutano a regolare la pressione sanguigna e a migliorare la salute generale del sistema cardiovascolare.

Miglioramento della Funzione Cognitiva

Alcuni superfoods possono influenzare positivamente la funzione cognitiva e ridurre il rischio di declino cognitivo. Le bacche, con i loro antiossidanti, possono migliorare la memoria e le funzioni cognitive. La curcumina, trovata nella curcuma, ha mostrato potenziali benefici nella prevenzione e trattamento di malattie neurodegenerative.

Supporto alla Salute Digestiva e al Microbioma Intestinale

Superfoods come quinoa e cavolo riccio, ricchi di fibre, supportano la salute digestiva e un microbioma intestinale sano, essenziale per una buona digestione, assorbimento dei nutrienti e funzione immunitaria.

Riduzione del Rischio di Malattie Croniche

Molti superfoods sono collegati alla riduzione del rischio di malattie croniche. Le proprietà antinfiammatorie della curcuma possono aiutare nella prevenzione di condizioni come l'artrite e alcuni tipi di cancro. Una dieta ricca di questi alimenti può anche giocare un ruolo nella prevenzione del diabete di tipo 2, regolando la glicemia e migliorando la sensibilità all'insulina.

Supporto al Controllo del Peso

Alcuni superfoods possono favorire il controllo del peso. Alimenti come quinoa e semi di chia, ricchi di fibre e proteine, possono aumentare la sazietà e ridurre l'appetito, contribuendo a una minore assunzione calorica complessiva.

La varietà e la ricchezza dei superfoods li rendono componenti preziosi di una dieta equilibrata. Sebbene non siano una soluzione universale per la salute, integrarli in un regime alimentare variegato può contribuire significativamente al miglioramento del benessere generale.

L'integrazione dei superfoods nella dieta quotidiana può essere un passo strategico per migliorare l'apporto nutritivo e massimizzare i benefici per la salute. Nonostante la loro ricchezza di nutrienti, è importante incorporarli in modo equilibrato e armonico all'interno di una dieta varia. Vediamo alcuni modi efficaci per includere questi potenti alimenti nella routine alimentare.

Integrare i Superfoods nelle Colazioni

La colazione è un ottimo momento per iniziare ad integrare i superfoods. Si può iniziare con uno smoothie che includa bacche, semi di chia o polvere di acai. Un'altra opzione potrebbe essere un porridge di quinoa o avena arricchito con frutta fresca e semi di lino. Queste scelte non solo forniscono energia sostenuta per l'inizio della giornata, ma sono anche un modo eccellente per inserire una dose concentrata di nutrienti già al mattino.

Superfoods nei Pasti Principali

Per pranzo e cena, è possibile arricchire i piatti con varietà di superfoods. Ad esempio, aggiungere cavolo riccio o altre verdure a foglia verde nelle insalate, oppure servire pesci grassi come salmone o sgombro, ricchi di omega-3, come parte del piatto principale.

Includere legumi come lenticchie e ceci, che sono ottime fonti di proteine vegetali, può anche essere un modo efficace per migliorare il profilo nutrizionale dei pasti.

Snack Salutari con Superfoods

Gli snack sono un altro momento ideale per includere i superfoods. Invece di optare per snack trasformati, si possono scegliere noci, semi, o frutta secca. Anche i frullati o le barrette energetiche fatte in casa con ingredienti come bacche di goji, polvere di cacao crudo o semi di chia sono opzioni eccellenti.

Superfoods nelle Bevande

Le bevande possono essere arricchite con superfoods. Ad esempio, il tè verde o le tisane con aggiunta di curcuma possono essere consumate durante il giorno per un apporto costante di antiossidanti. Anche i frullati possono essere potenziati con superfoods come polvere di bacche di acai o spirulina.

Cucinare con Superfoods

Quando si cucina, è possibile utilizzare superfoods come ingredienti principali o aggiuntivi. Ad esempio, la quinoa può essere utilizzata come base per insalate, piatti principali o anche come sostituto del riso. Aggiungere erbe e spezie come la curcuma nei curry o nelle zuppe può non solo migliorare il gusto, ma anche aumentare il valore nutritivo dei piatti.

Modificare le Ricette Esistenti

Un altro modo per integrare i superfoods è modificare le ricette esistenti sostituendo o aggiungendo alcuni di questi ingredienti. Per esempio, aggiungere semi di chia o lino ai prodotti da forno, o utilizzare la quinoa al posto del pane nelle polpette, può essere un modo semplice per migliorare la qualità nutritiva dei piatti abituali.

Equilibrio e Moderazione

È fondamentale ricordare che i superfoods devono essere integrati in una dieta già equilibrata. Non esiste un singolo alimento che possa fornire tutti i benefici per la salute da solo, e la varietà è la chiave per una nutrizione ottimale. La moderazione è anche importante; come per tutti gli alimenti, il consumo eccessivo di superfoods non è consigliato.

Integrare i superfoods nella dieta quotidiana può essere un modo efficace e delizioso per migliorare l'apporto di nutrienti essenziali e promuovere la salute generale. Con un po' di creatività e pianificazione, è possibile godere dei loro benefici nutritivi senza compromettere il gusto o la varietà dei pasti.

Integrare i superfoods nella dieta non solo aumenta l'apporto nutrizionale, ma può anche arricchire il repertorio culinario con piatti gustosi e creativi. Ecco alcuni esempi e ricette che utilizzano superfoods, perfetti per incorporare questi alimenti densi di nutrienti nella dieta quotidiana in modo delizioso e innovativo.

Smoothie Energizzante ai Mirtilli e Semi di Chia

Inizia la giornata con un smoothie ricco di antiossidanti e omega-3. Frulla insieme una tazza di mirtilli, una banana, un cucchiaio di semi di chia, un po' di yogurt greco e un bicchiere di latte di mandorla. Questo smoothie non solo è delizioso, ma fornisce anche una dose concentrata di nutrienti per un inizio di giornata energico.

Insalata Mediterranea con Quinoa

Per un pranzo nutriente, prova una insalata di quinoa. Cuoci la quinoa e lasciala raffreddare. Aggiungi pomodorini, cetrioli, olive, cipolla rossa, cavolo riccio tritato e feta sbriciolata. Condisci con olio d'oliva, succo di limone, sale e pepe. Questa insalata è ricca di fibre, proteine vegetali e grassi sani.

Salmone al Forno con Salsa di Acai

Per una cena ricca di omega-3, cuoci al forno un filetto di salmone con un filo d'olio d'oliva, sale e pepe. Prepara una salsa con bacche di acai, succo di arancia, miele e un pizzico di peperoncino. Servi il salmone con la salsa di acai per un piatto che abbina sapori unici e un alto valore nutrizionale.

Barrette Energetiche Fatte in Casa

Crea delle barrette energetiche mescolando avena, semi di lino macinati, noci tritate, bacche di goji, pezzetti di cioccolato fondente e miele. Comprimi il composto in una teglia e cuoci in forno fino a doratura. Queste barrette sono l'ideale per uno snack ricco di energia e nutrienti.

Curry Vegetariano con Curcuma e Lenticchie

Un curry vegetariano può essere un ottimo modo per includere la curcuma nella dieta. Soffriggi cipolle, aglio e zenzero, poi aggiungi curcuma, cumino, coriandolo e peperoncino. Incorpora lenticchie, pomodori a pezzetti e brodo vegetale, e lascia cuocere fino a che le lenticchie non sono tenere. Servi con riso integrale per un pasto sostanzioso e salutare.

Tè Verde Freddo con Limone e Menta

Per una bevanda rinfrescante e ricca di antiossidanti, prepara del tè verde freddo. Lascia in infusione il tè verde in acqua calda, poi raffreddalo. Aggiungi succo di limone fresco e foglie di menta per un tocco di freschezza. Questo tè è perfetto per idratarsi e beneficiare degli antiossidanti del tè verde.

Questi esempi mostrano come i superfoods possano essere facilmente integrati in vari pasti e snack, rendendoli non solo più nutrienti, ma anche più gustosi e interessanti. Ricordati che la chiave è la varietà e l'equilibrio: mentre i superfoods sono incredibilmente benefici, la loro efficacia si massimizza quando sono parte di una dieta equilibrata e variegata.

Le storie di successo legate all'uso dei superfoods nel quotidiano sono tanto ispiratrici quanto istruttive. Queste narrazioni non solo dimostrano l'efficacia di integrare questi alimenti densi di nutrienti nella dieta, ma forniscono anche spunti pratici e motivazione per adottare stili di vita più sani. Vediamo alcune storie significative di individui che hanno trasformato la loro salute e il loro benessere attraverso l'uso di superfoods.

Ritrovare Energia e Vitalità

Una delle storie più comuni riguarda persone che hanno riscoperto energia e vitalità grazie ai superfoods. Ad esempio, Marco, un impiegato di 40 anni, si sentiva costantemente stanco e privo di energia. Dopo aver introdotto nella sua dieta quotidiana alimenti come mirtilli, semi di chia e quinoa, ha notato un netto miglioramento nei suoi livelli di energia e concentrazione. Integrare questi superfoods gli ha permesso di ridurre il consumo di caffè e snack zuccherati, contribuendo a un senso di benessere generale.

Gestione del Peso e Miglioramento della Salute

Un altro caso significativo è quello di Laura, che ha integrato superfoods nella sua dieta per perdere peso. Sostituendo snack trasformati con noci, semi e frutta, e includendo regolarmente alimenti come cavolo riccio e quinoa nei suoi pasti, ha non solo perso peso, ma ha anche migliorato i suoi indicatori di salute, come pressione sanguigna e livelli di colesterolo. La sua storia evidenzia come i superfoods possano supportare obiettivi di perdita di peso in modo sano e sostenibile.

Recupero da Malattie e Miglioramento della Salute Immunitaria

Le storie di recupero da malattie grazie ai superfoods sono particolarmente toccanti. Ad esempio, Giorgia, dopo una lunga malattia, ha iniziato a includere alimenti ricchi di antiossidanti come bacche di acai e tè verde nella sua dieta. Questi cambiamenti hanno contribuito a rafforzare il suo sistema immunitario e ad accelerare il suo recupero, oltre a migliorare la qualità della sua pelle e dei suoi capelli.

Supporto nella Gestione di Condizioni Croniche I superfoods hanno anche un ruolo nel supporto della gestione di condizioni croniche. Paolo, affetto da diabete di tipo 2, ha introdotto alimenti a basso indice glicemico come quinoa e verdure a foglia verde nella sua alimentazione quotidiana. Questi cambiamenti, insieme ad altre modifiche dello stile di vita, hanno permesso a Paolo di gestire meglio la sua condizione, riducendo la sua dipendenza dai farmaci e migliorando significativamente la sua salute generale.

Miglioramento della Funzione Cognitiva e della Salute Mentale

Infine, ci sono storie di persone che hanno sperimentato miglioramenti nella funzione cognitiva e nella salute mentale grazie ai superfoods. Sofia, una studentessa universitaria, ha iniziato a consumare regolarmente tè verde e curcuma per migliorare la concentrazione e ridurre lo stress. Ha notato un miglioramento nella sua capacità di concentrazione durante lo studio e una riduzione generale dei livelli di ansia.

Queste storie illustrano come l'integrazione di superfoods nella dieta possa avere effetti benefici su vari aspetti della salute e del benessere. È importante ricordare, tuttavia, che i superfoods dovrebbero essere parte di una dieta complessivamente equilibrata e di uno stile di vita sano. Mentre queste storie sono fonte di ispirazione, ogni individuo ha esigenze uniche, e ciò che funziona per uno potrebbe non essere ideale per un altro.

CAPITOLO 5: MANGIARE SANO FUORI CASA

5.1 Sfide e soluzioni per mangiare fuori

Mangiare fuori casa rappresenta una delle sfide più comuni per chi cerca di mantenere una dieta sana e bilanciata. Le tentazioni abbondano, e spesso le opzioni più salutari sembrano essere limitate. Tuttavia, con un po' di preparazione e consapevolezza, è possibile godersi i pasti fuori casa senza compromettere gli obiettivi nutrizionali. Vediamo alcune strategie per affrontare queste sfide.

Conoscere le Opzioni del Menu

Prima di andare in un ristorante, è utile fare una ricerca sulle opzioni del menu. Molti ristoranti ora pubblicano i loro menu online, permettendoti di pianificare in anticipo. Cerca piatti che includano abbondanti verdure, proteine magre e cereali integrali. Avere un'idea di cosa ordinare prima di arrivare può aiutare a evitare decisioni impulsive e meno salutari una volta seduti al tavolo.

Chiedere Modifiche Personalizzate

Non esitare a chiedere modifiche ai piatti per renderli più salutari. Ad esempio, puoi chiedere di grigliare il pollo invece di friggerlo, di sostituire le patatine fritte con una porzione extra di verdure, o di avere condimenti e salse a parte. La maggior parte dei ristoranti è disposta ad accogliere richieste ragionevoli per soddisfare le esigenze nutrizionali dei clienti.

Prestare Attenzione alle Porzioni

Le porzioni nei ristoranti sono spesso significativamente più grandi di quelle consigliate. Una strategia può essere quella di dividere un piatto con qualcuno o di chiedere subito un contenitore per portare a casa la metà del pasto. Questo aiuta a controllare le porzioni e a evitare il sovraconsumo.

Evitare Le Insidie Nascoste

Molti piatti possono sembrare salutari a prima vista, ma nascondono calorie extra sotto forma di salse, condimenti o tecniche di cottura. Evita piatti descritti come "cremosi", "fritti" o "panati" e opta per quelli "alla griglia", "al vapore" o "al forno". Questo può aiutare a ridurre l'assunzione di grassi non salutari e calorie extra.

Fare Scelte Consapevoli sugli Antipasti e i Dessert

Gli antipasti e i dessert possono aggiungere rapidamente calorie e zuccheri non necessari al pasto. Scegli antipasti a base di verdure o insalate e, se desideri un dessert, considera di condividerlo con il tavolo o scegliere un'opzione più leggera come frutta fresca.

Bere Acqua

Scegli l'acqua come bevanda principale durante i pasti fuori casa. Evita bevande zuccherate o alcoliche che possono aggiungere una quantità significativa di calorie vuote. L'acqua non solo idrata, ma può anche aiutare a sentirsi sazi, riducendo la probabilità di mangiare troppo.

Mantenere l'Equilibrio

Infine, ricorda che mangiare fuori è anche un'occasione per godersi l'esperienza sociale e culinaria. Se fai una scelta meno salutare, non preoccuparti troppo. L'importante è mantenere un equilibrio generale nella tua dieta e non lasciare che un pasto occasionale fuori casa diventi la norma.

Affrontare le sfide di mangiare fuori con un piano e una consapevolezza può rendere l'esperienza piacevole e allo stesso tempo in linea con i tuoi obiettivi di salute e benessere. Ricorda che la moderazione e la scelta consapevole sono le chiavi per godersi i pasti fuori casa senza compromettere la tua salute.

Mangiare fuori, sia in ristoranti tradizionali sia in fast-food, può presentare sfide per chi cerca di seguire una dieta salutare. Tuttavia, con alcune strategie e scelte consapevoli, è possibile mantenere un'alimentazione equilibrata anche quando si mangia fuori. Ecco alcuni consigli su come fare scelte salutari in questi contesti.

Ristoranti Tradizionali

Nei ristoranti tradizionali, ci sono spesso più opzioni per personalizzare il tuo pasto rispetto ai fast-food. Approfitta di questa flessibilità per fare scelte più sane.

1. **Antipasti**: Scegli antipasti leggeri come insalate fresche, zuppe a base di brodo o antipasti a base di verdure. Evita gli antipasti fritti o ricchi di formaggi e salse pesanti.

2. **Piatti Principali**: Opta per piatti che includano proteine magre, come pollo alla griglia, pesce o piatti vegetariani ricchi di legumi. Chiedi che le proteine vengano cotte in modo salutare, come alla griglia o al vapore, piuttosto che fritte o impanate.

3. **Contorni**: Sostituisci i contorni più pesanti, come patate fritte o purè di patate, con opzioni più salutari come verdure al vapore, insalata o cereali integrali.

4. **Salse e Condimenti**: Chiedi salse e condimenti a parte per controllarne la quantità, e privilegia condimenti più leggeri come limone, aceto o salse a base di yogurt.

Fast-Food

Anche se più difficile, è possibile fare scelte relativamente sane anche nei fast-food. La chiave è essere consapevoli di ciò che stai ordinando e cercare di evitare gli elementi più ricchi di grassi, sale e calorie.

1. **Scegliere con Cura il Panino**: Opta per panini con proteine magre come pollo alla griglia o hamburger di tacchino. Evita panini con più strati di carne, formaggio e salse.

2. **Contorni Alternativi**: Molti fast-food offrono ora opzioni di contorni più salutari, come insalate o frutta. Scegli questi al posto di patatine fritte o anelli di cipolla.

3. **Bibite**: Sostituisci bibite zuccherate con acqua, tè non zuccherato o bevande dietetiche. Anche se queste ultime non sono la scelta più salutare, sono preferibili rispetto alle bibite zuccherate.

4. **Dimensioni delle Porzioni**: Fai attenzione alle dimensioni delle porzioni. I menu combo possono spingere verso porzioni più grandi del necessario. Considera di ordinare la taglia più

piccola o un pasto per bambini per un controllo migliore delle porzioni.

5. **Evitare le Insidie**: Alcuni elementi dei menu, come insalate con condimenti cremosi o frappè, possono sembrare scelte sane ma nascondono calorie extra. Leggi attentamente le informazioni nutrizionali se disponibili.

In entrambi i contesti, il trucco sta nel fare scelte consapevoli e nel non esagerare con le porzioni. Anche nei ristoranti e nei fast-food è possibile mantenere un'alimentazione equilibrata, purché si presti attenzione a ciò che si sceglie di mangiare. Ricorda, l'occasionale indulgenza è parte di una dieta equilibrata, ma le scelte abituali dovrebbero tendere verso opzioni più salutari.

Mantenere una dieta sana mentre si è in viaggio può essere una sfida, soprattutto quando si è limitati dalle opzioni disponibili in aeroporti, stazioni o aree di sosta. Tuttavia, con una pianificazione adeguata e scelte strategiche, è possibile nutrirsi in modo sano anche in movimento. Ecco alcuni suggerimenti su come gestire snack e pasti da viaggio.

Preparazione degli Snack

Prima di partire, prepara una varietà di snack salutari. Questo può includere frutta fresca o secca, noci, semi, barrette energetiche fatte in casa, verdure tagliate come carote o peperoni e hummus. Questi snack non solo sono nutrienti, ma sono anche facili da trasportare e possono soddisfare la fame tra un pasto e l'altro.

Scegliere Opzioni Salutari nei Punti Vendita

Quando acquisti snack in viaggio, cerca opzioni più salutari. Molti aeroporti e stazioni ferroviarie ora offrono una varietà di scelte sane, come insalate, yogurt greco, frutta fresca o mix di frutta secca e noci. Evita snack trasformati ricchi di zuccheri, sale e grassi saturi.

Pasti Imballati

Per pasti più sostanziosi, considera di imballare i tuoi. Sandwich integrali con verdure e proteine magre, insalate con una fonte di proteine come pollo o legumi, o perfino recipienti di cibo con riso integrale, verdure e una proteina sono ottime scelte. Assicurati di conservare il cibo in contenitori sicuri e, se necessario, usa una borsa termica per mantenerlo fresco.

Idratazione

L'idratazione è fondamentale, specialmente in viaggio. Porta con te una bottiglia d'acqua riutilizzabile e riempila regolarmente. Evita bevande zuccherate o alcoliche che possono causare disidratazione. Se preferisci qualcosa di più saporito, opta per acque aromatizzate senza zuccheri aggiunti o tè freddi.

Ristoranti e Fast-Food

Se ti trovi a dover mangiare in un ristorante o in un fast-food, applica le stesse regole che useresti normalmente per fare scelte salutari. Cerca piatti che includano verdure, cereali integrali e proteine magre. Chiedi condimenti e salse a parte e fai attenzione alle dimensioni delle porzioni.

Snack per Emergenze

A volte, i ritardi e gli imprevisti fanno parte del viaggio. Tener pronti alcuni snack "di emergenza" può prevenire scelte alimentari avventate quando l'alternativa è il cibo da distributore automatico o snack malsani. Barrette proteiche di buona qualità, frutta secca o snack a base di cereali integrali possono essere salvavita in queste situazioni.

Equilibrio e Moderazione

Viaggiare è anche un'opportunità per esplorare nuove culture culinarie. Se decidi di provare cibi locali che non rientrano nella tua normale dieta salutare, goditi l'esperienza senza sensi di colpa. L'importante è mantenere un equilibrio generale e tornare alle abitudini salutari una volta a casa.

In definitiva, con una pianificazione adeguata e scelte consapevoli, è possibile mantenere una dieta sana e nutriente anche quando si viaggia. Questo approccio non solo supporta il tuo benessere generale, ma può anche rendere l'esperienza di viaggio più piacevole e meno stressante.

Gli eventi sociali e le festività possono presentare sfide uniche per chi cerca di mantenere una dieta sana. Questi momenti sono spesso centrati attorno al cibo e possono portare a eccessi alimentari o a scelte meno salutari. Tuttavia, con strategie adeguate, è possibile godersi queste occasioni senza compromettere gli obiettivi nutrizionali. Ecco alcuni suggerimenti su come navigare in questi contesti.

Pianificazione e Anticipazione

Prima di partecipare a un evento sociale o festività, pianifica in anticipo. Se sai che ci sarà un buffet o un pranzo/cena speciale, regola i tuoi altri pasti della giornata per bilanciare l'apporto calorico. Ad esempio, se prevedi un pasto abbondante alla sera, opta per colazioni e pranzi più leggeri.

Portare un Piatto Salutare

Se l'evento prevede un buffet o una cena condivisa, porta un piatto che sia sia gustoso sia salutare. Questo non solo garantisce che ci sarà almeno un'opzione più sana, ma può anche introdurre agli altri ospiti idee per piatti salutari e deliziosi.

Controllo delle Porzioni

Fai attenzione alle dimensioni delle porzioni. È facile lasciarsi trasportare durante gli eventi sociali, specialmente quando ci sono molte opzioni appetitose. Prova a usare piatti più piccoli, che possono aiutare a limitare la quantità di cibo consumata, e cerca di riempire metà del piatto con verdure o insalata.

Scegliere Consapevolmente

Quando sei di fronte a un buffet o a un tavolo pieno di cibi, prenditi un momento per valutare le opzioni disponibili prima di servirti. Scegli piatti che includano verdure, proteine magre e cereali integrali. Sii selettivo con i cibi ad alto contenuto calorico e scegli solo quelli che desideri davvero provare.

Moderazione nei Dolci e Alcol

I dolci e le bevande alcoliche sono spesso abbondanti in questi eventi. Goditi questi piaceri con moderazione, scegliendo piccole porzioni dei tuoi dolci preferiti e limitando il consumo di alcol. Opta per acqua o bevande analcoliche come alternative.

Mangiare Lentamente e Con Gusto

Mangia lentamente e apprezza ogni boccone. Ciò non solo migliora la digestione, ma può anche aiutarti a sentirti sazio più rapidamente, evitando così di mangiare troppo.

Mantenere l'Attività Fisica

Cerca di mantenere la tua routine di attività fisica anche durante i periodi festivi o in occasione di eventi sociali. L'esercizio fisico può aiutare a bilanciare l'aumento dell'apporto calorico e a mantenerti concentrato sui tuoi obiettivi di salute e benessere.

Equilibrio e Flessibilità

Ricorda che gli eventi sociali e le festività sono anche per godersi il tempo con amici e familiari. Se mangi qualcosa di fuori dalla tua dieta abituale, non essere troppo severo con te stesso. L'importante è tornare alle tue abitudini alimentari sane non appena l'evento è finito.

Gestire la propria dieta durante gli eventi sociali e le festività è una questione di equilibrio e controllo. Con una pianificazione adeguata e scelte consapevoli, è possibile godersi questi momenti senza compromettere i tuoi obiettivi di salute.

La resilienza alimentare è la capacità di mantenere abitudini alimentari sane e consapevoli anche di fronte a situazioni difficili, tentazioni o cambiamenti nella routine quotidiana. Questa capacità è fondamentale per chiunque desideri perseguire un percorso di benessere a lungo termine attraverso l'alimentazione. Ecco alcune strategie per costruire e mantenere una resilienza alimentare efficace.

Identificare le Proprie Trigger Alimentari

La resilienza inizia con la consapevolezza. Identifica situazioni o emozioni che ti spingono a fare scelte alimentari malsane. Questo può includere stress, noia, stanchezza o determinate situazioni sociali. Riconoscere questi trigger è il primo passo per sviluppare strategie per affrontarli.

Pianificazione e Preparazione

La pianificazione preventiva può aiutarti a navigare in situazioni difficili. Se sai che sarai in una situazione dove le tentazioni sono elevate, come un evento sociale, pianifica in anticipo. Considera di mangiare un pasto sano prima di partire o porta con te degli snack salutari.

Stabilire Obiettivi Realistici e Flessibili

Imposta obiettivi alimentari che siano sia sfidanti sia realizzabili. Gli obiettivi irrealistici possono portare a frustrazione e abbandono. La flessibilità è altrettanto importante; permetti a te stesso di godere occasionalmente di un piacere senza sensi di colpa, purché la maggior parte delle tue scelte alimentari rimanga in linea con i tuoi obiettivi di salute.

Sviluppare Abilità di Problem-Solving

Impara a risolvere i problemi in modo creativo. Se ti trovi in una situazione senza opzioni salutari, cerca di fare la scelta migliore possibile con ciò che è disponibile. Potrebbe significare rimuovere il pane da un sandwich e mangiare solo il ripieno o scegliere l'opzione meno elaborata in un menu di fast-food.

Costruire una Rete di Supporto

Circondati di amici, familiari o colleghi che sostengono i tuoi obiettivi di salute. Condividere le sfide e i successi con altri può fornire motivazione e responsabilità, elementi cruciali per la resilienza a lungo termine.

Imparare dalle Esperienze

Ogni situazione, sia un successo sia uno scivolone, è un'opportunità di apprendimento. Analizza cosa ha funzionato e cosa no in determinate situazioni e utilizza queste informazioni per affinare le tue strategie in futuro.

Adottare una Mentalità di Crescita

Vedi il tuo viaggio alimentare come un percorso di crescita e sviluppo personale. Ciò significa accettare che ci saranno alti e bassi e riconoscere che ogni passo, anche i piccoli, è parte del progresso verso una salute migliore.

Praticare la Gratitudine e l'Auto-compassione

Sii grato per i progressi che fai e pratica l'auto-compassione nelle giornate difficili. Ricorda che stai facendo del tuo meglio e che l'impegno costante è più importante di qualsiasi scivolone momentaneo.

Costruire una resilienza alimentare richiede tempo, pazienza e pratica. Con l'adozione di queste strategie, puoi rafforzare la tua capacità di fare scelte alimentari sane e consapevoli, indipendentemente dalle sfide che incontri lungo il cammino.

CAPITOLO 6: LA SCIENZA DIETRO LA PREPARAZIONE DEI CIBI

6.1 Metodi di cottura e impatto sulla salute

Il metodo di cottura può influenzare notevolmente il valore nutritivo del cibo e il suo impatto sulla salute. La scelta del giusto metodo di cottura non solo preserva i nutrienti essenziali degli alimenti, ma può anche ridurre l'esposizione a sostanze nocive. Esploriamo vari metodi di cottura e il loro impatto sulla salute.

Cottura a Vapore

La cottura a vapore è uno dei metodi più salutari per preparare gli alimenti, specialmente le verdure. Questo processo preserva la maggior parte dei nutrienti, comprese le vitamine solubili in acqua che sono spesso perse nella cottura in acqua. Inoltre, la cottura a vapore non richiede l'aggiunta di grassi, mantenendo basso il contenuto calorico dei piatti.

Grigliata

La grigliata è un altro metodo di cottura salutare, particolarmente adatto per carne, pesce e verdure. La cottura a temperature elevate crea sapori ricchi e una texture gradevole. Tuttavia, è importante evitare la carbonizzazione degli alimenti, poiché può produrre composti potenzialmente nocivi come ammine eterocicliche (HCA) e idrocarburi policiclici aromatici (PAH).

Soffriggere e Saltare in Padella

Soffriggere e saltare in padella a fuoco alto con una piccola quantità di olio sano (come olio d'oliva o di avocado) può essere un buon modo per cucinare rapidamente mantenendo i nutrienti. Questo metodo è ideale per creare piatti ricchi di sapore e conservare la croccantezza delle verdure. Tuttavia, è importante non surriscaldare l'olio per evitare la formazione di composti nocivi.

Cottura Lenta e Stufatura

La cottura lenta e la stufatura a temperature basse sono metodi eccellenti per preservare il gusto e i nutrienti, specialmente per carni e stufati. Questi metodi permettono anche di rendere la carne più tenera e di sfruttare al meglio gli ingredienti più economici.

Bollitura

La bollitura è un metodo semplice e comune, ma può portare alla perdita di alcuni nutrienti idrosolubili, in particolare nelle verdure. Per minimizzare questa perdita, limita il tempo di cottura e considera di utilizzare l'acqua di cottura in zuppe o salse per recuperare i nutrienti persi.

Frittura

La frittura, soprattutto quella profonda, è generalmente considerata uno dei metodi meno salutari a causa dell'alto contenuto di grassi e calorie. Può anche portare alla formazione di acrilammide, un composto associato a potenziali rischi per la salute. Se scegli di friggere, usa oli con un alto punto di fumo e non riutilizzare l'olio per fritture multiple.

Cottura al Microonde

La cottura al microonde è un metodo rapido e conveniente che può essere sorprendentemente efficace nel preservare i nutrienti. È particolarmente utile per riscaldare gli alimenti rapidamente senza una cottura eccessiva.

Ricordare la Sicurezza Alimentare

Indipendentemente dal metodo di cottura scelto, è fondamentale praticare una buona sicurezza alimentare. Questo include cuocere gli alimenti a temperature adeguate per eliminare i batteri nocivi e evitare la contaminazione incrociata.

In conclusione, ogni metodo di cottura ha i suoi vantaggi e svantaggi in termini di impatto sulla salute e sulla conservazione dei nutrienti. La varietà e la moderazione sono chiave: utilizzare diversi metodi di cottura può non solo migliorare il gusto e l'interesse dei tuoi pasti, ma anche massimizzare i benefici nutrizionali e minimizzare i rischi per la salute.

6.2 *Conservazione e manipolazione sicura degli alimenti*

La conservazione e la manipolazione sicura degli alimenti sono aspetti cruciali della nutrizione e della salute pubblica. Un'adeguata gestione degli alimenti previene la diffusione di batteri e malattie alimentari, assicurando che il cibo rimanga nutriente e sicuro da consumare. Esaminiamo le principali pratiche per la corretta conservazione e manipolazione degli alimenti.

Lavare Frutta e Verdura

Una pulizia adeguata di frutta e verdura è fondamentale per rimuovere batteri, pesticidi e residui. Lavare sotto acqua corrente e utilizzare uno spazzolino per strofinare le superfici esterne è raccomandato, soprattutto per frutta e verdura che vengono consumate crude.

Conservazione a Temperature Sicure

La conservazione degli alimenti a temperature appropriate è essenziale per prevenire la crescita di batteri. Gli alimenti refrigerati dovrebbero essere conservati a una temperatura inferiore a 5°C, mentre il congelatore dovrebbe essere impostato a -18°C o meno. Prestare attenzione ai tempi di conservazione: carni, latticini e altri alimenti deperibili hanno limiti di tempo oltre i quali possono diventare insicuri.

Evitare la Contaminazione Incrociata

Utilizzare taglieri separati per carne cruda e cibi pronti al consumo, come frutta e verdura, per evitare la contaminazione incrociata. Gli utensili e le superfici di lavoro dovrebbero essere puliti regolarmente, specialmente dopo aver maneggiato carne cruda o pesce.

Cottura a Temperature Appropriate

Assicurarsi che gli alimenti siano cotti a temperature sicure è vitale per uccidere i batteri. Utilizzare un termometro per alimenti può aiutare a garantire che carni, pollame, pesce e uova siano cotti alle temperature interne raccomandate.

Scongelamento Sicuro

Scongelare gli alimenti in modo sicuro è importante per prevenire la crescita batterica. Lo scongelamento dovrebbe avvenire in frigorifero, sotto l'acqua corrente fredda o nel microonde, piuttosto che a temperatura ambiente sul bancone.

Maneggiare con Cura gli Alimenti Pronti al Consumo

Gli alimenti pronti al consumo, come insalate pre-tagliate o piatti pronti, dovrebbero essere maneggiati con cura. Evitare il contatto con le mani nude e utilizzare utensili puliti per servirli.

Prestare Attenzione alle Date di Scadenza

Le date di scadenza e le date di consumo preferibile sono importanti indicatori della freschezza e della sicurezza degli alimenti. Mentre alcuni alimenti possono essere sicuri oltre la data di scadenza, è sempre meglio errare dalla parte della cautela, soprattutto con prodotti deperibili.

Conservazione Adeguata dei Cibi Cotti

I cibi cotti dovrebbero essere raffreddati rapidamente e conservati in contenitori chiusi. Non lasciare cibo cotto a temperatura ambiente per più di due ore e consumare entro pochi giorni dalla preparazione.

Attenzione agli Allergeni Alimentari

Nella preparazione e conservazione degli alimenti, è importante considerare la presenza di allergeni alimentari. Incrociare strumenti o superfici può trasferire allergeni da un alimento all'altro, mettendo a rischio le persone con allergie.

La corretta conservazione e manipolazione degli alimenti non solo previene malattie e infezioni, ma assicura anche che il valore nutritivo degli alimenti sia preservato. Adottare queste pratiche può contribuire a garantire che i pasti siano non solo deliziosi, ma anche sicuri e nutrienti.

L'abbinamento degli alimenti non è solo una questione di gusto, ma anche di ottimizzazione dell'assorbimento dei nutrienti. Alcuni cibi, quando consumati insieme, possono migliorare la biodisponibilità dei nutrienti e apportare benefici maggiori alla salute. Esaminiamo alcuni esempi di abbinamenti alimentari ottimali e il loro impatto sulla nutrizione.

Ferro e Vitamina C

Il ferro presente in alimenti di origine vegetale come spinaci, lenticchie e cereali integrali, è meglio assorbito quando abbinato a cibi ricchi di vitamina C come agrumi, peperoni e kiwi. La vitamina C trasforma il ferro non eme in una forma più facilmente assorbibile, migliorando significativamente l'assorbimento del ferro, che è cruciale per prevenire l'anemia.

Grassi Salutari e Vitamine Liposolubili

Le vitamine liposolubili (A, D, E e K) trovate in verdure come carote, spinaci e pomodori sono meglio assorbite quando consumate con grassi sani. Aggiungere un filo d'olio d'oliva a un'insalata di verdure a foglia verde o consumare avocado con carote può aumentare l'assorbimento di queste vitamine essenziali.

Calcio e Vitamina D

Il calcio e la vitamina D lavorano in sinergia per la salute delle ossa. La vitamina D migliora l'assorbimento del calcio nell'intestino. Alimenti ricchi di calcio come latticini, verdure a foglia verde e tofu possono essere abbinati a fonti di vitamina D come uova, pesci grassi e funghi esposti alla luce solare per massimizzare i benefici.

Proteine Complete

Per coloro che seguono una dieta vegetariana o vegana, abbinare cibi che insieme formano una proteina completa è importante. Ad esempio, il riso e i fagioli insieme forniscono tutti gli aminoacidi essenziali necessari per il corpo. Altri esempi includono hummus e pane pita o burro di arachidi su pane integrale.

Curcuma e Pepe Nero

La curcuma, che contiene la curcumina, ha proprietà antinfiammatorie e antiossidanti. Il pepe nero, che contiene piperina, può aumentare significativamente l'assorbimento della curcumina nel corpo. Aggiungere un pizzico di pepe nero a piatti contenenti curcuma può amplificare i suoi benefici per la salute.

Antiossidanti e Grassi Sani

Gli antiossidanti trovati in alimenti come frutti di bosco, tè verde e cioccolato fondente sono meglio assorbiti quando consumati con grassi sani. Per esempio, una manciata di noci o un avocado insieme a frutti di bosco può migliorare l'assorbimento degli antiossidanti.

Prebiotici e Probiotici

La combinazione di prebiotici (alimenti che nutrono i batteri buoni) e probiotici (batteri buoni) può migliorare la salute intestinale. Ad esempio, consumare yogurt con banane o aglio e cipolle con alimenti fermentati come il kimchi può favorire un microbioma intestinale sano.

L'abbinamento intelligente degli alimenti può migliorare significativamente l'assorbimento e l'utilizzo dei nutrienti. Queste combinazioni non solo possono ottimizzare i benefici per la salute, ma possono anche apportare varietà e piacere nella dieta quotidiana. Integrando questi abbinamenti nella tua alimentazione, puoi sfruttare al meglio i nutrienti che i cibi hanno da offrire, contribuendo a una salute ottimale.

La cucina non è solo un'arte, ma anche una scienza. La scelta delle tecniche di cucina giuste può massimizzare i benefici nutrizionali degli alimenti e migliorare il benessere generale. Qui esploriamo alcune tecniche di cucina che possono aiutare a preservare e addirittura aumentare il contenuto nutritivo dei cibi.

Cottura a Basso Calore

Cucinare a basso calore per periodi più lunghi può aiutare a preservare i nutrienti sensibili al calore. Questo metodo è particolarmente utile per verdure e legumi. Ad esempio, cucinare lentamente il brodo di ossa a fuoco lento consente di estrarre minerali e collagene dalle ossa senza distruggere i nutrienti.

Utilizzo di Acidi in Cucina

Gli acidi come il limone o l'aceto non solo aggiungono sapore, ma possono anche rendere più digeribili alcuni alimenti. Ad esempio, aggiungere un po' di succo di limone ai vegetali a foglia verde può aiutare a sciogliere i minerali, rendendoli più facilmente assorbibili. Inoltre, l'uso di acidi nella preparazione di cereali come il riso può ridurre il contenuto di antinutrienti.

Fermentazione

La fermentazione è un metodo antico che non solo conserva gli alimenti, ma può anche aumentare la presenza di probiotici, migliorando la salute intestinale. La fermentazione casalinga di verdure, come nel caso della preparazione del kimchi o del kraut, è un modo eccellente per aggiungere alimenti fermentati alla dieta.

Cottura con i Coperchi

Cucinare con i coperchi sulle pentole può ridurre la perdita di nutrienti solubili in acqua. Questo metodo è particolarmente efficace per cucinare verdure, poiché trattiene il vapore e i nutrienti all'interno della pentola.

Spruzzare piuttosto che Immergere nell'Olio

Quando si utilizza l'olio, è meglio spruzzarlo o spennellarlo sui cibi piuttosto che immergerli completamente nell'olio. Questo metodo riduce la quantità di grasso aggiunto, mantenendo i benefici di oli salutari come l'olio d'oliva extra vergine.

Sminuzzare e Tritare

Sminuzzare e tritare finemente alcuni alimenti può aumentare la loro biodisponibilità. Ad esempio, tritare l'aglio e lasciarlo riposare per qualche minuto prima di cucinarlo può aumentare la formazione di allicina, un composto con proprietà benefiche.

Utilizzo di Tecniche di Cottura Miste

Combinare diverse tecniche di cottura può migliorare sia il gusto sia il contenuto nutrizionale dei piatti. Ad esempio, saltare brevemente le verdure in padella e poi finire la cottura a vapore può migliorare la texture mantenendo i nutrienti.

Cottura Sottovuoto a Bassa Temperatura (Sous-vide)

La cottura sous-vide a bassa temperatura permette un controllo preciso della temperatura e può preservare nutrienti e sapori. Questo metodo è particolarmente utile per carni e pesce, poiché mantiene i succhi e riduce il rischio di surriscaldamento.

Incorporando queste tecniche nella tua routine di cucina, puoi migliorare non solo il gusto dei tuoi pasti, ma anche il loro profilo nutrizionale. Sperimentare con diverse tecniche può rendere la cucina un'avventura gustosa e salutare, contribuendo a una dieta equilibrata e benefica per la salute.

Incorporare le tecniche di cucina discusse precedentemente nella preparazione quotidiana dei pasti può sembrare una sfida, ma con alcuni esempi pratici e ricette, è possibile trasformare facilmente la teoria in pratica. Vediamo alcune ricette che incorporano queste tecniche per massimizzare i benefici nutrizionali.

Ricetta: Salmone al Vapore con Limone e Erbe Aromatiche

Ingredienti: filetti di salmone, limone, aglio, erbe aromatiche (come aneto o prezzemolo), sale e pepe.

Tecnica: Cottura a vapore.

Preparazione: Condire i filetti di salmone con aglio tritato, erbe aromatiche, sale e pepe. Posizionare il salmone in un cestello per la cottura a vapore sopra una pentola di acqua bollente. Coprire e cuocere a vapore per circa 10 minuti. Servire con fette di limone.

Ricetta: Insalata di Quinoa Fermentata con Verdure

Ingredienti: quinoa, mix di verdure fresche (come peperoni, cetrioli e pomodori), cavolo rosso fermentato, olio d'oliva, succo di limone, sale e pepe.

Tecnica: Fermentazione e combinazione di alimenti.

Preparazione: Cuocere la quinoa e lasciarla raffreddare. Unire la quinoa con verdure fresche tagliate a dadini e cavolo rosso fermentato. Condire con olio d'oliva, succo di limone, sale e pepe.

Ricetta: Brodo di Ossa Cotto Lentamente

Ingredienti: ossa di manzo o pollo, verdure (come carote, cipolle e sedano), erbe aromatiche, acqua.

Tecnica: Cottura lenta.

Preparazione: Mettere le ossa, le verdure e le erbe aromatiche in una pentola capiente. Coprire con acqua e portare ad ebollizione. Ridurre il fuoco e lasciar sobbollire lentamente per 12-24 ore. Filtrare il brodo e conservarlo in frigorifero o congelatore.

Ricetta: Hummus di Ceci con Verdure Crude

Ingredienti: ceci cotti, tahini, aglio, succo di limone, olio d'oliva, verdure crude (come carote, cetrioli e peperoni).

Tecnica: Uso di acidi e abbinamento di prebiotici e probiotici.

Preparazione: Frullare i ceci con tahini, aglio, succo di limone e un po' di olio d'oliva fino ad ottenere una consistenza liscia. Servire l'hummus con un assortimento di verdure crude tagliate.

Ricetta: Pollo Soffritto con Verdure Croccanti

Ingredienti: petto di pollo, varietà di verdure (come broccoli, carote e peperoni), olio d'oliva, salsa di soia, aglio.

Tecnica: Soffriggere e saltare in padella.

Preparazione: Tagliare il pollo a strisce e soffriggerlo rapidamente in padella con un po' d'olio. Aggiungere le verdure e saltare fino a quando non sono croccanti ma cotte. Condire con salsa di soia e aglio tritato.

Queste ricette dimostrano come le tecniche di cucina per massimizzare i benefici nutrizionali possano essere facilmente integrate nella cucina di tutti i giorni. Con un po' di creatività e conoscenza delle proprietà degli alimenti, è possibile preparare pasti che sono non solo deliziosi ma anche straordinariamente benefici per la salute.

CAPITOLO 7: RICETTE PER IL BENESSERE

7.1. Guida alla creazione di ricette salutari

Creare ricette salutari non significa solo utilizzare ingredienti sani, ma anche considerare la loro combinazione, i metodi di cottura e l'equilibrio nutrizionale. Una buona ricetta salutare dovrebbe soddisfare il palato, nutrire il corpo e promuovere il benessere generale. Ecco una guida per creare ricette che siano gustose e nutrizionalmente bilanciate.

Basi di Nutrizione

Prima di tutto, è essenziale comprendere le basi della nutrizione:

- **Macronutrienti**: Proteine, carboidrati e grassi sono i pilastri della nutrizione. Assicurati che la tua ricetta includa un buon equilibrio di questi elementi.

- **Micronutrienti**: Vitamine e minerali sono fondamentali per la salute. Utilizza una varietà di alimenti per garantire una vasta gamma di micronutrienti.

- **Fibre e Antiossidanti**: Integrare alimenti ricchi di fibre e antiossidanti per la salute intestinale e la prevenzione delle malattie.

Scelta degli Ingredienti

- **Ingredienti Integrali**: Opta per ingredienti non trasformati o minimamente trasformati. Ad esempio, scegli cereali integrali anziché raffinati.

- **Varietà di Colori**: Utilizza una varietà di frutta e verdura colorate per assicurare un'ampia gamma di nutrienti.

- **Proteine di Qualità**: Incorpora fonti di proteine magre e di alta qualità, come carni magre, pesce, legumi e tofu.

- **Grassi Salutari**: Usa grassi salutari come olio d'oliva, avocado e noci.

Metodi di Cottura

- **Cucina a Basso Calore e a Vapore**: Questi metodi conservano meglio i nutrienti.

- **Grigliata e Soffrittura**: Sono ottimi per aggiungere sapore senza aggiungere troppi grassi.

- **Evitare la Frittura**: Limita i metodi di cottura che richiedono molto olio o che producono composti nocivi.

Equilibrio e Porzioni

- **Equilibrio dei Macronutrienti**: Assicurati che ogni pasto abbia un buon equilibrio di carboidrati, proteine e grassi.

- **Controllo delle Porzioni**: Anche i cibi salutari devono essere consumati in quantità appropriate.

Sperimentazione e Creatività

- **Prova Nuovi Abbinamenti**: Sperimenta con diversi abbinamenti di alimenti per scoprire nuovi sapori e texture.

- **Uso di Erbe e Spezie**: Utilizza erbe e spezie per aggiungere sapore senza extra calorie o sale.

Adattabilità

- **Modificare per Esigenze Speciali**: Sii pronto a modificare le ricette per soddisfare esigenze dietetiche specifiche, come allergie alimentari o restrizioni dietetiche.

Coinvolgimento Sensoriale

- **Appello Visivo**: Presenta il piatto in modo attraente. L'aspetto visivo può influenzare la percezione del gusto.

- **Texture e Aroma**: Gioca con diverse texture e aromi per rendere il pasto più soddisfacente.

Considerazioni Ambientali

- **Sostenibilità**: Scegli ingredienti locali e di stagione quando possibile e considera l'impatto ambientale degli alimenti che utilizzi.

Esempio di Ricetta Salutare Insalata Mediterranea Nutriente

- Ingredienti: quinoa cotta, pomodorini, cetrioli, olive, cipolla rossa, spinaci freschi, petto di pollo alla griglia o ceci, feta, olio d'oliva, limone, sale e pepe.

- Preparazione: Mescolare tutti gli ingredienti in una grande ciotola. Condire con olio d'oliva, succo di limone, sale e pepe.

Creare ricette salutari è un processo gratificante che nutre sia il corpo sia lo spirito. Esplorando diversi ingredienti e tecniche di cottura, è possibile creare pasti deliziosi che sono anche un pilastro del benessere e della salute.

7.2. Colazione, pranzo e cena: ricette per ogni pasto

La creazione di un piano alimentare equilibrato che comprenda colazione, pranzo e cena è fondamentale per una dieta sana e completa. Ogni pasto deve apportare i nutrienti necessari per sostenere l'energia, il benessere e la salute generale. Ecco alcune ricette per ogni pasto della giornata, ideate per offrire un bilanciamento ottimale di sapore e nutrizione.

Colazione: Frullato Proteico Verde

- **Ingredienti**: 1 tazza di spinaci freschi, 1 banana matura, ½ avocado, 1 cucchiaio di semi di chia, 1 cucchiaio di proteine in polvere (a scelta), 1 tazza di latte di mandorla (o altro latte vegetale), 1 cucchiaino di miele (opzionale).

- **Preparazione**: Frullare tutti gli ingredienti fino ad ottenere una consistenza liscia. Questo frullato è ricco di proteine, fibre, grassi sani e micronutrienti, perfetto per iniziare la giornata con energia.

Pranzo: Insalata di Quinoa e Salmone

- **Ingredienti**: 1 tazza di quinoa cotta, 200 g di salmone alla griglia, 1 manciata di rucola, 1 piccolo cetriolo tagliato a fette, ½ tazza di pomodorini, ¼ di cipolla rossa affettata, succo di 1 limone, olio d'oliva extra vergine, sale e pepe.

- **Preparazione**: Unire la quinoa, il salmone sminuzzato, la rucola, il cetriolo, i pomodorini e la cipolla rossa. Condire con olio, succo di limone, sale e pepe. Questa insalata bilancia perfettamente proteine, carboidrati complessi e grassi sani.

Cena: Pollo Arrosto con Verdure

- **Ingredienti**: 2 petti di pollo, 1 tazza di broccoli, 1 tazza di carote, 1 tazza di zucchine, 2 cucchiai di olio d'oliva, 1 cucchiaino di erbe aromatiche miste (rosmarino, timo, origano), sale e pepe.

- **Preparazione**: Condire il pollo con olio, erbe, sale e pepe. Disporre in una teglia insieme alle verdure tagliate. Cuocere in forno a 180°C per circa 25-30 minuti. Questo pasto fornisce una ricca fonte di proteine magre e una varietà di nutrienti dalle verdure.

Bonus: Snack Salutare

- **Ingredienti**: Bastoncini di carote e sedano, hummus fatto in casa.

- **Preparazione**: Servire bastoncini di verdura fresca con hummus. Questo snack è ricco di fibre, proteine vegetali e grassi sani, perfetto per placare la fame tra un pasto e l'altro.

Ogni ricetta è pensata per fornire una combinazione equilibrata di macro e micronutrienti, garantendo che ogni pasto sia un contributo significativo al benessere quotidiano. Queste ricette sono modellate non solo per soddisfare le esigenze nutrizionali, ma anche per offrire piacere nel gusto e nella varietà, rendendo la sana alimentazione un'esperienza gratificante e sostenibile.

7.3. Snack e bevande salutari

Gli snack e le bevande possono giocare un ruolo importante nel mantenere l'energia e l'apporto nutrizionale durante il giorno. Scegliere opzioni salutari per questi momenti può aiutare a evitare l'assunzione di cibi malsani e a mantenere un'alimentazione bilanciata. Ecco alcune idee per snack e bevande che sono non solo nutrienti, ma anche gustosi.

Snack Salutari

1. **Barrette Energetiche Fai-da-te**

   ○ **Ingredienti**: avena, noci tritate, semi di lino, frutta secca, miele o sciroppo d'acero, burro di mandorle.

   ○ **Preparazione**: Mescolare tutti gli ingredienti e pressarli in una teglia. Cuocere in forno fino a doratura e poi tagliare in barrette. Queste barrette sono ricche di fibre, proteine e grassi sani, ideali per uno snack energizzante.

2. **Yogurt Greco con Frutta e Noci**

   ○ **Ingredienti**: yogurt greco naturale, frutta fresca (come bacche o fette di mela), un pizzico di noci tritate o semi.

   ○ **Preparazione**: Semplicemente aggiungere la frutta e le noci allo yogurt. Questo snack offre una buona combinazione di proteine, carboidrati e grassi sani.

3. **Verdure Croccanti con Hummus**

   - o **Ingredienti**: bastoncini di carote, cetrioli, peperoni; hummus.

   - o **Preparazione**: Servire le verdure tagliate con hummus a lato. Questa opzione è ricca di nutrienti e fibre, perfetta per uno snack saziante.

4. **Mix di Frutta Secca e Noci**

   - o **Ingredienti**: una varietà di noci non salate (come mandorle, noci, anacardi) e frutta secca (come uvetta, albicocche secche).

   - o **Preparazione**: Mescolare insieme noci e frutta secca in proporzioni uguali. Questo snack è un'ottima fonte di energia, proteine e grassi sani.

Bevande Salutari

1. **Frullato Verde**

   - o **Ingredienti**: spinaci o cavolo riccio, una banana, un pezzo di zenzero fresco, latte di mandorla o acqua di cocco, un cucchiaio di semi di chia.

- **Preparazione**: Frullare tutti gli ingredienti fino a ottenere una consistenza liscia. Questo frullato è un'esplosione di nutrienti e antiossidanti.

2. **Acqua Aromatizzata**

   - **Ingredienti**: acqua, fette di limone o lime, foglie di menta, cetrioli a fette.

   - **Preparazione**: Aggiungere gli ingredienti all'acqua e lasciarli in infusione. Questa bevanda è rinfrescante e aiuta a mantenere idratati senza calorie aggiuntive.

3. **Tè Verde Freddo**

   - **Ingredienti**: tè verde, miele (opzionale), limone.

   - **Preparazione**: Preparare il tè verde, lasciarlo raffreddare e aggiungere un tocco di miele e limone. Il tè verde è noto per i suoi antiossidanti e può fornire un leggero stimolo energetico.

4. **Smoothie di Bacche e Proteine**

   - **Ingredienti**: bacche miste, proteine in polvere di qualità, latte di mandorla o yogurt greco, un cucchiaino di miele.

   - **Preparazione**: Frullare tutti gli ingredienti. Questo smoothie è perfetto come snack post-allenamento o per un apporto proteico veloce.

Queste opzioni di snack e bevande combinano gusto, convenienza e nutrizione. Sono ideali per mantenere l'energia durante il giorno, per soddisfare la fame tra i pasti e per supportare una dieta sana e bilanciata.

7.4. Adattare le ricette per esigenze specifiche

In una società sempre più consapevole della diversità delle esigenze alimentari, è importante sapere come adattare le ricette per soddisfare varie necessità dietetiche. Che si tratti di restrizioni per motivi di salute, preferenze personali o esigenze nutrizionali specifiche, ecco come modificare le ricette tradizionali per renderle adatte a tutti.

Per Dieta Vegetariana o Vegana

- **Sostituzione delle Proteine**: Per le ricette che richiedono carne, usa alternative a base vegetale come tofu, tempeh, seitan o legumi.

- **Latticini**: Sostituisci i prodotti lattiero-caseari con versioni vegetali come latte di mandorla, yogurt di cocco e formaggi a base di anacardi.

- **Uova**: Utilizza sostituti delle uova come semi di lino o chia mescolati con acqua, purea di banana o composta di mele per ricette da forno.

Per Dieta a Basso Contenuto di Carboidrati

- **Riso e Pasta**: Sostituisci il riso e la pasta con alternative a basso contenuto di carboidrati come riso di cavolfiore o zoodles (spaghetti di zucchine).

- **Pane e Farine**: Usa farine a basso contenuto di carboidrati come farina di mandorle o di cocco nelle ricette da forno.

- **Zuccheri**: Sostituisci lo zucchero con dolcificanti a basso contenuto calorico o naturali come stevia o eritritolo.

Per Intolleranze o Allergie Alimentari

- **Glutine**: Per le intolleranze al glutine, usa farine senza glutine come farina di riso, di quinoa o miscele già pronte senza glutine.

- **Noci e Arachidi**: Sostituisci noci e arachidi con semi come semi di girasole o zucca, che spesso possono essere utilizzati negli stessi modi nelle ricette.

- **Lattosio**: Per l'intolleranza al lattosio, scegli prodotti lattiero-caseari senza lattosio o alternative vegetali.

Per Dieta a Basso Contenuto di Sodio

- **Ridurre il Sale**: Diminuisci la quantità di sale nelle ricette o usa sale a ridotto contenuto di sodio.

- **Erbette e Spezie**: Aumenta l'uso di erbe fresche, spezie e altri aromatizzanti naturali come aglio, cipolla e succo di limone per potenziare il sapore senza aggiungere sale.

Per Dieta a Basso Contenuto di Grassi

- **Cottura**: Preferisci metodi di cottura come vapore, grigliata, o al forno, evitando la frittura.

- **Salse e Condimenti**: Scegli condimenti a basso contenuto di grassi o preparali in casa con yogurt greco o purea di avocado.

Per Dieta Ricca di Fibre

- **Integrare la Fibra**: Aggiungi alimenti ricchi di fibre come legumi, verdure, frutta e cereali integrali nelle tue ricette.

- **Sostituzioni Integrali**: Scegli prodotti integrali, come pane integrale o pasta di grano intero, al posto delle versioni raffinate.

Esempio di Ricetta Adattata: Chili Vegano

- **Ingredienti**: fagioli neri e rossi, pomodori in scatola, cipolla, peperoni, aglio, tofu o tempeh, spezie come cumino e paprika, coriandolo fresco.

- **Preparazione**: Soffriggere aglio e cipolla, aggiungere tofu o tempeh sbriciolato e cuocere fino a doratura. Aggiungere fagioli, pomodori e spezie e lasciar sobbollire. Servire guarnito con coriandolo fresco.

Adattare le ricette per soddisfare esigenze specifiche non solo rende il cibo accessibile a un pubblico più ampio, ma può anche essere un'opportunità per esplorare nuovi sapori e ingredienti. Con un po' di creatività e flessibilità, è possibile creare piatti deliziosi che rispettino le esigenze dietetiche individuali.

Rendere i piatti tradizionali più salutari senza sacrificarne il sapore è una sfida entusiasmante che può portare a una maggiore consapevolezza alimentare e a scelte più sane. La chiave sta nel fare modifiche intelligenti, mantenendo i sapori che rendono questi piatti amati, ma aumentandone il valore nutrizionale. Ecco alcune strategie per rielaborare ricette classiche in versioni più sane.

Sostituzione di Ingredienti

- **Carboidrati Raffinati**: Sostituire farine raffinate e cereali con alternative integrali. Ad esempio, usare farina integrale invece di bianca nelle ricette da forno o riso integrale al posto del bianco.

- **Grassi**: Ridurre i grassi saturi sostituendoli con grassi insaturi più sani. Ad esempio, usare olio d'oliva invece di burro, o yogurt greco al posto della crema.

- **Zuccheri**: Ridurre lo zucchero o sostituirlo con dolcificanti naturali come il miele, lo sciroppo d'acero o la stevia.

Rielaborazione delle Tecniche di Cottura

- **Frittura**: Evitare la frittura e optare per la cottura al forno, alla griglia o al vapore.

- **Cottura Lenta**: Utilizzare la cottura lenta per sviluppare sapori profondi senza l'aggiunta di grassi eccessivi.

- **Soffritto Leggero**: Quando un soffritto è richiesto, usare brodo vegetale o acqua al posto dell'olio.

Incrementare il Contenuto Nutrizionale

- **Verdure**: Aggiungere più verdure alle ricette, anche in piatti dove tradizionalmente non sono presenti. Ad esempio, inserire spinaci in un lasagne o aggiungere zucchine tritate in una bolognese.

- **Proteine Magre**: Sostituire carni grasse con tagli più magri o con fonti di proteine vegetali come legumi e tofu.

- **Fibre**: Incorporare alimenti ricchi di fibre, come legumi o verdure, per aumentare la sazietà e i benefici per la salute.

Porzioni e Equilibrio

- **Controllo delle Porzioni**: Servire porzioni moderate e bilanciare il piatto con una generosa porzione di verdure o insalata.

- **Bilanciare il Pasto**: Accompagnare il piatto principale con contorni sani, come insalate fresche o verdure cotte al vapore.

Esempi di Ricette Rielaborate

1. **Lasagne Alle Verdure**

   - **Modifiche**: Utilizzare fogli di lasagna integrali, aumentare la quantità di verdure (come spinaci, funghi, zucchine), e sostituire la besciamella con una versione a base di yogurt greco e farina integrale.

   - **Benefici**: Maggiore apporto di fibre, riduzione dei grassi saturi, aumento di vitamine e minerali.

2. **Burger di Lenticchie**

   - **Modifiche**: Creare burger con lenticchie, quinoa, e verdure tritate, serviti su pane integrale con insalata fresca.

   - **Benefici**: Ricco di proteine vegetali, fibre, e nutrienti essenziali, con meno grassi saturi rispetto a un burger tradizionale.

3. **Pizza con Base di Cavolfiore**

   - **Modifiche**: Preparare una base di pizza con cavolfiore tritato, uovo e farina di mandorle, condita con pomodoro, verdure fresche e una spolverata di formaggio.

- **Benefici**: Basso contenuto di carboidrati, ricco di vegetali, e meno calorie rispetto alla pizza tradizionale.

Rielaborare i piatti tradizionali in versioni più sane è un processo creativo che consente di sperimentare con nuovi ingredienti e tecniche di cottura, portando benefici sia in termini di gusto sia di salute. Questo approccio non solo rende l'alimentazione quotidiana più interessante, ma contribuisce anche a uno stile di vita più sano e consapevole.

CAPITOLO 8: ALIMENTAZIONE E SALUTE MENTALE

8.1. Relazione tra cibo e benessere psicologico

La connessione tra cibo e benessere psicologico è profonda e multifattoriale, impattando il nostro umore, energia e salute mentale complessiva. La dieta non solo fornisce il carburante necessario per il corpo, ma agisce anche come un regolatore chiave del nostro stato mentale.

Gli aminoacidi derivati dalle proteine, ad esempio, sono fondamentali nella sintesi dei neurotrasmettitori. Il triptofano, che si trova in alimenti come il tacchino e le uova, è cruciale per la produzione di serotonina, noto come il neurotrasmettitore della felicità, che regola umore, sonno e appetito. Similmente, gli acidi grassi omega-3, presenti in pesci grassi e semi di lino, sono essenziali per il funzionamento cerebrale ottimale e sono stati collegati a miglioramenti dell'umore e alla riduzione della depressione.

Le vitamine del gruppo B, che si trovano in abbondanza in cereali integrali, verdure a foglia verde e prodotti lattiero-caseari, sono vitali per il funzionamento del sistema nervoso. Una loro carenza può influenzare l'umore e contribuire a sensazioni di stanchezza e irritabilità. Analogamente, il magnesio, trovato in semi, noci e verdure verdi, gioca un ruolo nella regolazione del sistema nervoso e può essere d'aiuto nel ridurre lo stress e l'ansia.

La stabilità dei livelli di zucchero nel sangue, mantenuta attraverso un consumo equilibrato di carboidrati complessi, proteine e grassi sani, è essenziale per evitare sbalzi di umore e irritabilità. Una dieta che mantiene stabili questi livelli può contribuire a una regolarità dell'umore.

La relazione tra cibo e psicologia non si limita ai nutrienti. Il comfort che alcuni alimenti possono fornire, sebbene possa offrire un senso temporaneo di benessere, può portare a dipendenza, cambiamenti dell'umore e altri effetti negativi a lungo termine se non bilanciato correttamente. La consapevolezza nella scelta degli alimenti, puntando su una varietà di cibi freschi e minimamente trasformati, è fondamentale per il benessere psicologico.

Infine, la dieta ha un ruolo significativo anche nella gestione dello stress e nella qualità del sonno. Alimenti ricchi di antiossidanti e nutrienti anti-infiammatori possono aiutare a combattere gli effetti fisici dello stress, mentre una cena leggera e nutriente può favorire un sonno ristoratore.

In conclusione, una dieta ben bilanciata non solo nutre il corpo, ma supporta anche la salute mentale e il benessere emotivo. Una maggiore consapevolezza dell'impatto del cibo sul nostro stato psicologico può aiutarci a fare scelte alimentari che migliorano sia la salute fisica sia quella mentale.

La salute mentale è profondamente influenzata dalla dieta. Determinati nutrienti giocano un ruolo cruciale nel regolare processi come l'umore, la funzione cognitiva e la gestione dello stress. Comprendere e integrare questi nutrienti nella dieta può contribuire a migliorare il benessere mentale.

Acidi Grassi Omega-3

Gli acidi grassi Omega-3, in particolare EPA e DHA, sono essenziali per il cervello. Trovati principalmente in pesci grassi come salmone, sgombro e sardine, ma anche in semi di lino e noci, hanno dimostrato di essere efficaci nel ridurre l'infiammazione e nel promuovere la salute delle cellule cerebrali. La ricerca ha collegato gli omega-3 a miglioramenti in condizioni come la depressione e l'ansia.

Aminoacidi

Gli aminoacidi, i mattoni delle proteine, sono cruciali per la produzione di neurotrasmettitori. Il triptofano, che viene trasformato in serotonina nel corpo, è particolarmente importante per l'umore e il sonno. Alimenti ricchi di triptofano includono pollo, tacchino, uova, e alcuni tipi di semi e noci.

Vitamine del Gruppo B

Le vitamine B, in particolare B12, B6 e acido folico, sono vitali per la salute mentale. Queste vitamine aiutano a regolare i neurotrasmettitori e hanno un ruolo nella sintesi del DNA. Fonti alimentari includono carni magre, uova, latticini, legumi e verdure a foglia verde.

Vitamina D

La vitamina D, nota come la "vitamina del sole", è collegata alla funzione del cervello e all'umore. La carenza di vitamina D è stata associata alla depressione. Fonti di vitamina D includono esposizione alla luce solare, pesci grassi, uova e alimenti fortificati.

Magnesio

Il magnesio svolge un ruolo nel funzionamento del sistema nervoso e nella regolazione dello stress. Carenze di magnesio sono state collegate all'ansia. Fonti ricche di magnesio includono verdure a foglia verde, semi, noci e cereali integrali.

Antiossidanti

Gli antiossidanti combattono lo stress ossidativo che può danneggiare le cellule cerebrali. Alimenti ricchi di antiossidanti, come frutti di bosco, cioccolato fondente, noci e verdure, possono sostenere la salute del cervello.

Probiotici

I probiotici, presenti in alimenti fermentati come yogurt, kefir, kimchi e crauti, sono importanti per la salute dell'intestino, che è strettamente legata alla salute del cervello attraverso l'asse intestino-cervello.

Complex Carbohydrates

Carboidrati complessi come cereali integrali, legumi e verdure forniscono energia costante al cervello e aiutano a mantenere stabili i livelli di zucchero nel sangue, influenzando l'umore e l'energia.

Approccio Alimentare Olistico

Un approccio alimentare che include una varietà di questi nutrienti può sostenere in modo significativo la salute mentale. È importante notare che, mentre una dieta equilibrata può sostenere il benessere mentale, non sostituisce altri trattamenti per condizioni mentali come la terapia o i farmaci.

In sintesi, la dieta gioca un ruolo fondamentale nella salute mentale. Un regime alimentare equilibrato, ricco di nutrienti chiave, può supportare il funzionamento ottimale del cervello e contribuire al benessere emotivo e psicologico. Integrare questi nutrienti nella dieta quotidiana è un passo importante verso il mantenimento di una buona salute mentale.

Nella vita frenetica di oggi, la gestione dello stress è diventata cruciale per il benessere generale. La dieta gioca un ruolo fondamentale in questa gestione, poiché certi alimenti possono influenzare direttamente il nostro livello di stress e la nostra capacità di farvi fronte. Ecco come una nutrizione adeguata può aiutare a mitigare gli effetti dello stress.

Equilibrio dei Livelli di Zucchero nel Sangue

Mantenere stabili i livelli di zucchero nel sangue è essenziale per regolare l'umore e l'energia. Fluttuazioni estreme possono portare a irritabilità e stress. Alimenti a basso indice glicemico, come cereali integrali, legumi, frutta e verdura, rilasciano glucosio lentamente nel sangue, fornendo energia costante e prevenendo sbalzi di umore.

Acidi Grassi Omega-3

Gli acidi grassi Omega-3, come quelli trovati nel salmone, nelle noci e nei semi di lino, hanno dimostrato di ridurre i livelli di cortisolo, l'ormone dello stress, e di promuovere una risposta rilassante del corpo. Integrare questi grassi nella dieta può aiutare a combattere gli effetti negativi dello stress cronico.

Magnesio

Il magnesio, noto per le sue proprietà rilassanti, gioca un ruolo cruciale nella regolazione dello stress. Alimenti ricchi di magnesio come spinaci, semi di zucca e yogurt possono aiutare a calmare il sistema nervoso e a migliorare la qualità del sonno, che a sua volta riduce lo stress.

Antiossidanti

Gli antiossidanti combattono contro lo stress ossidativo causato da fattori di stress ambientali e interni. Alimenti ricchi di antiossidanti come bacche, cioccolato fondente e verdure colorate possono proteggere il corpo dai danni causati dallo stress.

Vitamine del Gruppo B

Le vitamine B, in particolare B6, B12 e acido folico, supportano il funzionamento del sistema nervoso e possono migliorare la resistenza allo stress. Alimenti come carni magre, cereali integrali e verdure a foglia verde sono ottime fonti di queste vitamine.

Probiotici e Salute Intestinale

L'intestino è spesso denominato "il secondo cervello" a causa del suo impatto sulla salute mentale. Alimenti ricchi di probiotici, come yogurt, kefir e alimenti fermentati, possono migliorare la salute intestinale e, di conseguenza, aiutare nella gestione dello stress.

Tè e Erbe

Bere tè, specialmente varietà come il tè verde o il tè alla camomilla, può avere effetti calmanti. L'aggiunta di erbe come la melissa e la valeriana può anche aiutare a ridurre l'ansia e promuovere il rilassamento.

Cibi Comfort e Moderazione S

ebbene i cibi comfort possano offrire sollievo temporaneo dallo stress, è importante consumarli con moderazione. Optare per versioni più sane di questi cibi e bilanciarli con nutrienti essenziali può aiutare a gestire lo stress senza compromettere la salute generale.

Importanza dell'Idratazione

Una buona idratazione è essenziale per mantenere le funzioni corporee ottimali, compresa la gestione dello stress. Bere acqua adeguata durante il giorno è fondamentale.

In conclusione, mentre la dieta da sola non può eliminare lo stress, può sicuramente aiutare il corpo a gestirlo meglio. Una dieta ben bilanciata, ricca di nutrienti essenziali, può sostenere il corpo e la mente, rendendo più facile affrontare le sfide quotidiane e gestire efficacemente lo stress.

L'impatto dell'alimentazione sulla salute mentale è un campo di studio in rapida espansione. Diverse ricerche, casi di studio e testimonianze personali hanno evidenziato come cambiamenti dietetici possano avere effetti significativi sulla salute mentale. Ecco una panoramica di alcuni casi di studio e testimonianze che illustrano questa connessione.

Studio sull'Omega-3 e la Depressione

Uno studio ha esaminato l'effetto degli acidi grassi Omega-3 sulle persone con depressione. I partecipanti che hanno ricevuto integratori di Omega-3 hanno mostrato una riduzione significativa dei sintomi depressivi rispetto al gruppo di controllo. Questo caso sottolinea l'importanza degli acidi grassi Omega-3, trovati in pesci grassi, semi di lino e noci, nel modulare l'umore e combattere la depressione.

Dieta Mediterranea e Salute Mentale

Un altro studio ha esplorato l'effetto della dieta mediterranea sulla salute mentale. I partecipanti che hanno seguito una dieta mediterranea, ricca di frutta, verdura, cereali integrali, legumi, pesce e olio d'oliva, hanno mostrato miglioramenti significativi nella salute mentale, inclusa una riduzione dell'ansia e dello stress.

Questo caso dimostra come una dieta equilibrata e varia possa favorire un benessere psicologico ottimale.

Interventi Nutrizionali per l'Ansia

In un caso di studio, un intervento nutrizionale mirato è stato utilizzato per trattare l'ansia. Il programma ha incluso l'aumento del consumo di verdure, la riduzione degli zuccheri e dei carboidrati raffinati, e l'integrazione di probiotici. I risultati hanno mostrato una riduzione significativa dei livelli di ansia, suggerendo che i cambiamenti dietetici possono essere un'efficace strategia complementare nel trattamento dell'ansia.

Testimonianze Personali: Dieta e Benessere Mentale

Le testimonianze personali offrono un'ulteriore visione dell'impatto della dieta sulla salute mentale. Ad esempio, alcuni individui hanno riferito di aver sperimentato miglioramenti nel loro umore e livelli di energia dopo aver ridotto il consumo di zuccheri e aumentato quello di alimenti integrali e nutrienti. Altri hanno notato un legame tra la loro dieta e il loro stato mentale, scoprendo che una dieta ricca di alimenti trasformati e povera di nutrienti era associata a sentimenti di letargia e depressione.

Conclusioni

Questi casi di studio e testimonianze sottolineano l'importanza di una nutrizione adeguata per la salute mentale. Mentre la dieta non è una cura universale e non sostituisce i trattamenti medici o psicoterapeutici per le condizioni mentali, può svolgere un ruolo significativo nel supportare la terapia e migliorare la qualità della vita. Una dieta bilanciata, ricca di nutrienti essenziali, può essere una potente alleata nella gestione e nel miglioramento della salute mentale. La consapevolezza crescente dell'intersezione tra cibo e mente sta aprendo nuove vie per trattamenti integrati e approcci olistici alla salute mentale.

8.5. Strategie pratiche di auto-cura

L'integrazione dell'alimentazione in un piano di auto-cura per la salute mentale rappresenta un approccio olistico al benessere. Ascoltare il proprio corpo è la chiave per comprendere le sue esigenze nutrizionali. Questo ascolto attivo può rivelare come diversi alimenti influenzino l'energia e l'umore, permettendo scelte più consapevoli.

Stabilire una routine alimentare equilibrata contribuisce a fornire un nutrimento costante e bilanciato. La regolarità dei pasti, unita a una dieta variegata che include frutta e verdura fresca, cereali integrali, proteine magre e grassi sani, stabilizza l'umore e offre un apporto continuo di energia.

Limitare zuccheri aggiunti e cibi ultra-processati è fondamentale per evitare fluttuazioni dell'umore legate agli sbalzi glicemici. Optare per alimenti meno trasformati aiuta a mantenere livelli energetici costanti.

Includere nella dieta acidi grassi Omega-3 e antiossidanti favorisce la salute mentale. Alimenti come pesci grassi, semi di lino, noci, bacche e verdure colorate supportano la funzione cerebrale e aiutano a gestire lo stress e l'ansia.

Dedicare tempo e attenzione ai pasti arricchisce l'esperienza alimentare. Mangiare senza fretta e in un ambiente sereno aumenta la consapevolezza e il piacere tratti dal cibo.

Sperimentare in cucina può trasformare la preparazione dei pasti in un'attività creativa e terapeutica. Prova nuove ricette e sapori con ingredienti salutari per trasformare ogni pasto in un momento di esplorazione e soddisfazione.

Coltivare la gratitudine per il cibo migliora il rapporto con l'alimentazione. Apprezzare i diversi sapori, colori e texture non solo aumenta il piacere nel mangiare, ma rafforza anche un approccio equilibrato al nutrimento.

Infine, l'importanza di una buona idratazione non può essere sottovalutata. Mantenere il corpo e la mente ben idratati è essenziale per la funzione cognitiva e l'equilibrio emotivo. Bere acqua regolarmente, specialmente in momenti di stress e affaticamento mentale, può avere effetti positivi immediati.

Attraverso queste pratiche, l'alimentazione si rivela non solo come un mezzo per nutrire il corpo, ma anche come uno strumento potente per nutrire la mente. Un approccio consapevole al cibo, che considera sia il suo valore nutrizionale sia il suo impatto sulla salute mentale, può elevare la dieta a un elemento centrale nell'auto-cura e nel benessere complessivo.

CAPITOLO 9: IMPATTO AMBIENTALE E SOCIALE DELL'ALIMENTAZIONE

9.1. Cibo e sostenibilità ambientale

Il legame tra cibo e sostenibilità ambientale è profondo e complesso. Le scelte alimentari che facciamo ogni giorno non hanno solo un impatto sulla nostra salute, ma anche sull'ambiente. Una comprensione approfondita di come il cibo influenzi l'ambiente può guidarci verso decisioni più sostenibili e responsabili. Ecco alcuni aspetti chiave di questa relazione.

Impatto Ambientale della Produzione Alimentare

La produzione alimentare è uno dei principali contribuenti al cambiamento climatico, alla deforestazione, alla perdita di biodiversità e all'inquinamento idrico. L'agricoltura intensiva, in particolare, richiede grandi quantità di acqua, energia e produce significative emissioni di gas serra. Ad esempio, la produzione di carne e latticini è notevolmente più esigente in termini di risorse rispetto alla produzione di alimenti vegetali.

Riduzione del Consumo di Carne

Uno dei modi più efficaci per ridurre l'impronta ecologica personale è ridurre il consumo di carne, specialmente la carne rossa. La produzione di carne è associata a elevati livelli di emissioni di CO2, uso intensivo di acqua e deforestazione. Adottare una dieta più orientata verso i vegetali può avere un impatto significativo sulla riduzione di queste emissioni.

Alimentazione Locale e di Stagione

Scegliere alimenti locali e di stagione può ridurre le emissioni generate dal trasporto degli alimenti su lunghe distanze. Inoltre, gli alimenti di stagione spesso richiedono meno input energetici per la crescita e sono più in armonia con l'ambiente locale.

Riduzione degli Sprechi Alimentari

Gli sprechi alimentari sono un problema ambientale critico. Oltre al cibo scartato, vengono sprecati anche tutti i risorse e gli input utilizzati nella sua produzione. Essere consapevoli del proprio consumo, pianificare i pasti e utilizzare avanzi di cibo può contribuire a ridurre significativamente gli sprechi.

Agricoltura Sostenibile e Biologica

Sostenere l'agricoltura sostenibile e biologica può avere un impatto positivo sull'ambiente. Queste pratiche agricole tendono a essere più rispettose dell'ambiente, limitando l'uso di pesticidi e fertilizzanti chimici, promuovendo la biodiversità e utilizzando metodi che favoriscono la salute del suolo.

Impatto delle Dieta su Acqua e Terra

La scelta della dieta può influenzare l'uso delle risorse naturali come l'acqua e la terra. Dieta a base vegetale tendono a richiedere meno acqua e terra rispetto a quelle che includono grandi quantità di carne e prodotti animali.

Condivisione delle Conoscenze e Sensibilizzazione

Aumentare la consapevolezza su queste questioni può incoraggiare altri a fare scelte alimentari più sostenibili. Condividere conoscenze e informazioni su come le scelte alimentari impattano l'ambiente può aiutare a creare una comunità più informata e responsabile.

Incorporare considerazioni di sostenibilità nelle decisioni quotidiane relative al cibo può sembrare una sfida, ma è un passo cruciale verso un futuro più sostenibile. Ogni scelta, grande o piccola, può contribuire a un impatto positivo sull'ambiente. Adottando pratiche alimentari che rispettano la terra e le sue risorse, possiamo non solo migliorare la nostra salute, ma anche quella del pianeta.

9.2. Etica alimentare e produzione sostenibile

L'etica alimentare e la produzione sostenibile sono concetti interconnessi che giocano un ruolo cruciale nel plasmare un sistema alimentare più responsabile e sostenibile. Questi temi riguardano non solo la scelta degli alimenti, ma anche le modalità di produzione e distribuzione. Approfondendo queste questioni, è possibile adottare un approccio più olistico e consapevole al consumo di cibo.

Produzione Sostenibile

La produzione sostenibile si concentra su metodi di coltivazione e allevamento che riducono l'impatto ambientale, promuovono la giustizia sociale e assicurano la sostenibilità economica. Questo include pratiche come l'agricoltura biologica, che evita l'uso di pesticidi e fertilizzanti sintetici, e l'agricoltura rigenerativa, che cerca di rigenerare i suoli e le risorse naturali.

Benessere Animale

L'etica alimentare è strettamente legata al benessere degli animali negli allevamenti. Ciò riguarda le condizioni in cui gli animali sono allevati, la loro alimentazione e il modo in cui sono trattati durante la loro vita. Scegliere prodotti da fonti che praticano l'allevamento responsabile e etico è un aspetto chiave dell'etica alimentare.

Giustizia Alimentare e Accesso al Cibo

La giustizia alimentare si occupa di assicurare che tutti abbiano accesso a cibo nutriente e abbordabile. Affronta tematiche come la povertà, l'ineguaglianza e l'accesso limitato a cibo salutare, spesso in aree urbane o comunità svantaggiate. Supportare programmi e iniziative che promuovono la giustizia alimentare contribuisce a un sistema alimentare più equo.

Filiera Corta e Consumo Locale

Supportare la filiera corta e il consumo di prodotti locali non solo riduce l'impatto ambientale legato al trasporto degli alimenti, ma sostiene anche l'economia locale e i piccoli produttori. Questo comporta spesso l'acquisto diretto da agricoltori e produttori locali o la scelta di prodotti locali nei negozi e mercati.

Riduzione dello Spreco Alimentare

Un aspetto centrale dell'etica alimentare è la riduzione degli sprechi. Ciò include pratiche come il recupero di cibo invenduto o in eccedenza, il compostaggio dei rifiuti organici e la sensibilizzazione sulla pianificazione dei pasti e la conservazione degli alimenti.

Trasparenza e Etichettatura

La trasparenza nelle pratiche di produzione e un'etichettatura chiara sono fondamentali per permettere ai consumatori di fare scelte informate. Etichette che indicano l'origine, il metodo di produzione e l'impatto ambientale degli alimenti possono guidare scelte più consapevoli.

Educazione e Sensibilizzazione

L'educazione riguardo alle questioni etiche e ambientali legate all'alimentazione è essenziale per promuovere un cambiamento. I programmi educativi nelle scuole, le campagne di sensibilizzazione e le iniziative comunitarie possono aumentare la consapevolezza su questi temi importanti.

Connettendo l'Etica alla Pratica Quotidiana

Incorporare questi principi nella vita quotidiana può comportare cambiamenti nelle abitudini di acquisto e consumo. Ciò può significare scegliere prodotti certificati, supportare iniziative locali e di giustizia alimentare, e essere consapevoli dell'impatto delle proprie scelte alimentari.

Attraverso la comprensione e l'applicazione di principi di etica alimentare e produzione sostenibile, è possibile contribuire a un sistema alimentare più giusto, equo e sostenibile. Questo approccio non solo beneficia l'ambiente e le comunità, ma arricchisce anche la nostra esperienza alimentare con una maggiore consapevolezza e apprezzamento per il cibo che consumiamo.

L'alimentazione trascende la semplice nutrizione del corpo; è un atto profondamente sociale e politico. Ogni scelta alimentare che facciamo ha ripercussioni che vanno oltre la nostra salute personale, influenzando la società, l'economia e l'ambiente. Esaminare l'alimentazione da questa prospettiva ci permette di comprendere il suo impatto e il potere che abbiamo come consumatori.

Influenza Sociale dell'Alimentazione

Le abitudini alimentari sono strettamente intrecciate con le strutture sociali e culturali. I tipi di cibo che consumiamo, come e dove li acquistiamo, e come li consumiamo sono spesso influenzati dalle nostre comunità, tradizioni e status socio-economico. L'alimentazione può essere un mezzo per preservare le culture e le tradizioni, ma può anche essere un indicatore di disuguaglianze sociali, dove l'accesso a cibi sani e nutrienti è spesso influenzato da fattori economici.

L'Alimentazione e l'Economia

Le nostre scelte alimentari hanno un impatto diretto sull'economia locale e globale. Scegliere prodotti locali e sostenibili può sostenere l'economia locale e i piccoli agricoltori, mentre optare per prodotti importati da catene di produzione di massa può avere implicazioni diverse. L'industria alimentare è una delle più grandi e influenti a livello mondiale, e le scelte dei consumatori possono spingere queste aziende verso pratiche più etiche e sostenibili.

Alimentazione e Ambiente

Le scelte alimentari hanno anche un impatto significativo sull'ambiente. La produzione, il trasporto e il consumo di cibo contribuiscono alle emissioni di gas serra, all'uso delle risorse idriche, alla deforestazione e alla perdita di biodiversità. Scegliendo di consumare meno carne e più alimenti a base vegetale, o supportando pratiche agricole sostenibili, possiamo ridurre la nostra impronta ecologica.

Alimentazione come Dichiarazione Politica

Scegliere cosa mangiare può essere un atto politico. Attraverso le nostre scelte alimentari, esprimiamo i nostri valori e le nostre priorità: dal supportare l'agricoltura biologica e locale, all'opposizione alle pratiche di allevamento intensivo, fino al rifiuto di prodotti che non rispettano standard etici o ambientali. In questo modo, l'alimentazione diventa uno strumento per influenzare il cambiamento sociale e ambientale.

Movimenti Alimentari e Cambiamento Sociale

Diversi movimenti alimentari sono emersi come risposta alle problematiche legate al sistema alimentare attuale. Movimenti come il "farm to table", il veganesimo, e il "slow food" non solo promuovono scelte alimentari più sane e sostenibili, ma cercano anche di riformare le pratiche dell'industria alimentare. Partecipare a questi movimenti può essere un modo per contribuire attivamente al cambiamento.

Educazione e Consapevolezza Alimentare

L'educazione e la sensibilizzazione su queste questioni sono cruciali per consentire scelte alimentari informate. Programmi educativi nelle scuole, campagne di sensibilizzazione e iniziative comunitarie giocano un ruolo chiave nell'aumentare la consapevolezza dei consumatori.

Attraverso la comprensione delle implicazioni sociali e politiche delle nostre scelte alimentari, possiamo iniziare a vedere l'alimentazione non solo come un bisogno fisico, ma come un potente strumento per il cambiamento. Ogni decisione che prendiamo riguardo a cosa mettiamo nel nostro piatto può contribuire a plasmare un mondo più giusto, sostenibile e salutare.

9.4. Contribuire a un mondo più sano attraverso le scelte alimentari

Le scelte alimentari individuali hanno un impatto collettivo significativo sull'ambiente globale, la salute pubblica e il benessere sociale. Adottare pratiche alimentari responsabili può contribuire a creare un mondo più sano e sostenibile. Ecco come le decisioni quotidiane riguardo al cibo possono avere un effetto positivo oltre i confini personali.

Supporto alla Produzione Alimentare Sostenibile

Optare per alimenti prodotti in modo sostenibile può ridurre l'impatto ambientale dell'agricoltura. Ciò include l'acquisto di prodotti biologici, che riducono l'utilizzo di pesticidi e fertilizzanti chimici nocivi, e il supporto all'agricoltura rigenerativa, che si concentra sul miglioramento della salute del suolo. Scegliere alimenti prodotti in modi che rispettano l'ambiente aiuta a preservare gli ecosistemi e a ridurre le emissioni di gas serra.

Riduzione dell'Impatto Climatico attraverso Diete a Basso Consumo di Carne

Ridurre il consumo di carne, specialmente di carne rossa e di allevamento intensivo, può avere un impatto significativo sulla riduzione delle emissioni di gas serra. Le diete basate principalmente su piante non solo sono benefiche per la salute, ma richiedono anche meno risorse naturali come acqua e terra, rispetto alle diete ad alto contenuto di carne.

Promozione della Sicurezza Alimentare e della Giustizia Sociale

Scegliere di supportare l'agricoltura locale e le piccole imprese può contribuire a migliorare la sicurezza alimentare e promuovere la giustizia sociale. Acquistando direttamente dagli agricoltori locali o attraverso mercati contadini, si sostiene l'economia locale e si contribuisce a ridurre le disuguaglianze nel sistema alimentare.

Minimizzazione dello Spreco Alimentare

Una delle azioni più dirette che si possono intraprendere è la riduzione dello spreco alimentare. Essere consapevoli delle proprie abitudini di consumo, pianificare i pasti in modo efficiente e utilizzare creativamente gli avanzi può ridurre significativamente la quantità di cibo sprecato. Questo non solo consente di risparmiare risorse, ma riduce anche le emissioni di gas serra associate allo smaltimento dei rifiuti alimentari.

Scelta di Alimenti che Promuovono la Salute

Optare per una dieta ricca di frutta, verdura, cereali integrali e proteine magre non solo migliora la salute personale, ma contribuisce anche alla riduzione della domanda di sistemi alimentari insostenibili. Una popolazione più sana può ridurre il carico sui sistemi sanitari e promuovere una società più resiliente.

Educazione e Sensibilizzazione

L'educazione è fondamentale per promuovere scelte alimentari responsabili. Informare se stessi e gli altri sulle conseguenze delle nostre scelte alimentari può portare a decisioni più consapevoli. Partecipare a iniziative educative e di sensibilizzazione aiuta a diffondere la consapevolezza sull'importanza delle scelte alimentari responsabili.

Attraverso piccoli cambiamenti nelle abitudini quotidiane, ciascuno di noi può contribuire a un impatto significativo sulla salute del nostro pianeta e delle sue popolazioni. Le scelte alimentari non sono solo un'espressione di preferenze personali, ma possono essere un potente strumento di cambiamento verso un mondo più sostenibile e sano.

Le scelte alimentari individuali possono avere un impatto significativo, non solo sulla salute personale, ma anche sull'ambiente e sulla società. Le storie di cambiamento e impatto dimostrano come le decisioni alimentari possano portare a trasformazioni positive. Queste narrazioni possono ispirare e motivare altri a prendere in considerazione il potere delle loro scelte alimentari.

Transizione verso Dieta Sostenibile

Numerose storie raccontano di persone che hanno modificato la loro dieta per ragioni ambientali. Per esempio, la transizione da una dieta ricca di carne a una prevalentemente vegetale può ridurre notevolmente l'impronta ecologica di un individuo. Questi cambiamenti sono spesso motivati dalla consapevolezza dell'impatto ambientale della produzione di carne e dalla volontà di contribuire a un futuro più sostenibile.

Impatto sulla Salute Comunitaria

Alcune comunità hanno iniziato a implementare programmi di alimentazione sana per combattere problemi di salute come obesità, diabete e malattie cardiache. L'introduzione di giardini comunitari, programmi di educazione alimentare e l'accesso a cibi freschi e nutrienti hanno portato a miglioramenti significativi nella salute collettiva. Questi progetti dimostrano come l'accesso a cibo salutare possa avere un impatto diretto sulla salute di una comunità.

Rivitalizzazione di Pratiche Agricole Tradizionali

In diverse parti del mondo, i contadini stanno tornando a metodi di coltivazione tradizionali che sono più sostenibili e rispettosi dell'ambiente. Questi metodi spesso migliorano la biodiversità, preservano varietà di piante locali e riducono la dipendenza da prodotti chimici nocivi. Queste storie illustrano come pratiche agricole sostenibili possano non solo nutrire la popolazione, ma anche proteggere l'ambiente.

Riduzione dello Spreco Alimentare

Ci sono molteplici esempi di individui e organizzazioni che lavorano per ridurre lo spreco alimentare. Dalla raccolta di cibo invenduto per distribuirlo a chi ne ha bisogno, all'inventiva nella cucina per utilizzare gli avanzi, queste iniziative contribuiscono a ridurre lo spreco e a sostenere coloro che hanno difficoltà ad accedere a cibo sufficiente.

Supporto a Produzioni Locali e Sostenibili

Le storie di persone che scelgono di acquistare prodotti locali e sostenibili ispirano altri a fare lo stesso. Queste scelte supportano l'economia locale, riducono l'impatto ambientale legato al trasporto degli alimenti e promuovono pratiche di produzione più etiche.

Impatto delle Dieta su Malattie Croniche

Numerose testimonianze e studi dimostrano come cambiamenti nella dieta possano influenzare positivamente la gestione di malattie croniche. Persone che hanno adottato diete più ricche di vegetali, cereali integrali e grassi sani hanno spesso riportato miglioramenti significativi nella loro salute, riducendo i sintomi e, in alcuni casi, revertendo le condizioni di malattie come il diabete di tipo 2.

Queste storie di cambiamento e impatto illustrano il potere delle scelte alimentari e come possono essere un catalizzatore per un cambiamento positivo. Ogni decisione sul cibo che consumiamo può essere un passo verso un futuro più sano per noi stessi, le nostre comunità e il pianeta. La consapevolezza e l'azione collettiva in questo ambito hanno il potenziale per creare un impatto duraturo e significativo.

CAPITOLO 10: CONCLUSIONE E PASSI SUCCESSIVI

10.1. Riepilogo dei concetti chiave

Il viaggio attraverso il libro "Il Cibo Ti Cura: Il Percorso Naturale verso il Benessere Totale" ha toccato diversi aspetti fondamentali della relazione tra cibo, salute e benessere. Ecco un riepilogo dei concetti chiave che sono stati esplorati, riflettendo su come ognuno di essi contribuisca a un approccio olistico al cibo e alla salute.

Il Potere Curativo del Cibo

Il libro inizia esplorando l'idea del cibo come medicina. Attraverso l'analisi di vari nutrienti, la discussione sull'impatto del cibo sul corpo e sulla mente, e l'esplorazione di casi di studio, abbiamo visto come il cibo possa essere utilizzato per promuovere la salute e prevenire le malattie.

Fondamenti di Nutrizione e Salute

Abbiamo approfondito il ruolo e l'importanza di macronutrienti e micronutrienti, evidenziando come un'adeguata nutrizione sia cruciale per il mantenimento della salute fisica e mentale. La demistificazione dei miti alimentari e le interviste con esperti hanno fornito una guida affidabile per comprendere meglio l'alimentazione.

Dieta e Stili di Vita Salutari

La parte dedicata alle diverse diete e stili di vita salutari ha messo in luce il legame tra alimentazione, malattie croniche e abitudini quotidiane. La pianificazione dei pasti e l'organizzazione sono stati identificati come strumenti chiave per mantenere una dieta sana nel tempo.

Il Potere dei Superfoods

L'analisi dei superfoods e dei loro benefici scientificamente provati ha offerto una prospettiva sui cibi che offrono i maggiori benefici per la salute. Esempi pratici e storie di successo hanno illustrato come questi alimenti possano essere integrati nella dieta quotidiana.

Mangiare Sano Fuori Casa

Questa sezione ha fornito consigli su come fare scelte alimentari sane quando si mangia fuori, suggerendo strategie per affrontare varie situazioni, dalla ristorazione ai viaggi, dimostrando che è possibile mantenere una dieta sana anche in movimento.

La Scienza dietro la Preparazione dei Cibi

Abbiamo esplorato come differenti metodi di cottura influenzino il valore nutritivo dei cibi e come tecniche specifiche possano essere utilizzate per massimizzare i benefici per la salute.

Ricette per il Benessere

Le ricette fornite nel libro sono state concepite per essere non solo nutrienti e salutari, ma anche deliziose e soddisfacenti, mostrando che cibo sano non significa sacrificare il gusto.

Alimentazione e Salute Mentale

Il legame tra cibo e salute mentale è stato un tema ricorrente, evidenziando come specifici nutrienti influenzino l'umore, la cognizione e il benessere emotivo.

Impatto Ambientale e Sociale dell'Alimentazione

Infine, il libro ha trattato l'impatto ambientale e sociale delle nostre scelte alimentari, sottolineando come possiamo contribuire a un mondo più sano e sostenibile attraverso ciò che scegliamo di mangiare.

In conclusione, il viaggio attraverso "Il Cibo Ti Cura" ha offerto un'ampia panoramica su come un approccio consapevole e informato al cibo possa migliorare significativamente la salute e il benessere, incoraggiando i lettori a considerare le loro scelte alimentari non solo per il beneficio personale, ma anche per l'impatto più ampio che queste scelte hanno sul mondo intorno a noi.

L'adozione di abitudini alimentari più salutari e sostenibili va oltre la semplice acquisizione di conoscenze; richiede un'azione consapevole e un cambiamento personale. Ogni piccolo passo verso un'alimentazione più consapevole può portare a grandi cambiamenti benefici per la salute individuale e per l'ambiente.

Trasformazione delle Conoscenze in Azioni

Comprendere il potere del cibo sulla salute è solo l'inizio. È essenziale trasformare questa consapevolezza in azioni quotidiane, come integrare più verdure e frutta nella dieta, ridurre il consumo di alimenti trasformati, o scegliere fonti di cibo sostenibili.

Personalizzazione dell'Approccio Alimentare

L'approccio al cibo dovrebbe essere personalizzato per adattarsi alle esigenze di salute individuali, agli stili di vita e alle preferenze personali. Questo può includere l'adattamento delle raccomandazioni alimentari alle condizioni di salute specifiche o ai gusti personali.

Impatto Oltre il Sé

Scegliere un'alimentazione consapevole ha benefici che vanno oltre la salute personale, influenzando positivamente l'ambiente e la società. Sostenere la produzione sostenibile di cibo, ridurre gli sprechi alimentari e supportare l'agricoltura locale sono modi per contribuire a un futuro più sostenibile.

Creazione di Abitudini Sostenibili

I cambiamenti duraturi si fondano su abitudini sostenibili. Piuttosto che seguire diete restrittive o tendenze passeggere, è consigliabile incorporare cambiamenti graduali e realistici che possono essere mantenuti a lungo termine.

Condivisione di Conoscenze ed Esperienze

Condividere le proprie esperienze e conoscenze su un'alimentazione sana può motivare gli altri a fare scelte consapevoli. Questo può avvenire attraverso la condivisione di ricette, la partecipazione a gruppi di supporto o semplicemente la conversazione con amici e familiari.

Uso Responsabile delle Risorse

È importante essere consapevoli dell'uso delle risorse nella produzione alimentare e fare scelte che riducono l'impronta ecologica personale. Questo include la riduzione del consumo di carne, l'acquisto di prodotti stagionali e la riduzione dello spreco di cibo.

Sviluppo di una Mentalità Olistica

Integrare un approccio olistico che includa attività fisica regolare, gestione dello stress e sonno adeguato può amplificare i benefici di una dieta sana.

Attraverso scelte quotidiane e abitudini sostenibili, è possibile influenzare positivamente non solo la propria salute, ma anche quella dell'ambiente circostante. Un approccio più consapevole e intenzionale al cibo può portare a un impatto significativo e positivo, promuovendo un benessere generale e contribuendo a un mondo più sano e sostenibile.

La creazione di una comunità di individui che condividono un approccio consapevole all'alimentazione può avere un impatto profondo non solo sulla salute dei singoli individui, ma anche sull'ambiente e sulla società in generale. Un movimento collettivo verso scelte alimentari più salutari e sostenibili può portare a un cambiamento significativo e duraturo.

Promozione della Consapevolezza Alimentare

Una comunità di mangiatori consapevoli si fonda sulla condivisione di conoscenze e informazioni riguardanti nutrizione, salute e impatti ambientali del cibo. Ciò può essere realizzato attraverso workshop, seminari, gruppi di discussione e piattaforme online che offrono spazi per l'apprendimento e la condivisione.

Supporto e Collaborazione

Creare una rete di supporto tra individui con obiettivi alimentari simili può fornire motivazione e incoraggiamento. Gruppi di acquisto comunitari, club del libro sul cibo e salute, e gruppi di cucina collettiva sono esempi di come le persone possono unirsi per supportarsi a vicenda nelle loro scelte alimentari.

Iniziative Locali e Progetti Comunitari

Sostenere iniziative locali come mercati degli agricoltori, giardini comunitari e programmi di educazione alimentare nelle scuole può contribuire a creare una comunità più salutare e sostenibile. Questi progetti non solo forniscono accesso a cibo fresco e salutare, ma promuovono anche la connessione tra le persone e il cibo che consumano.

Advocacy e Azione Collettiva

La comunità può unirsi per promuovere cambiamenti a livello di politiche alimentari che favoriscano pratiche di produzione sostenibili, etiche e salutari. Ciò può includere campagne per il supporto dell'agricoltura sostenibile, l'etichettatura chiara degli alimenti e la riduzione degli sprechi alimentari.

Condivisione di Storie e Esperienze

Le storie personali e le testimonianze sono strumenti potenti per ispirare il cambiamento. Condividere esperienze relative a cambiamenti dietetici, sfide e successi può incoraggiare gli altri a intraprendere o continuare il proprio viaggio verso un'alimentazione più consapevole.

Educazione Intergenerazionale

Incorporare l'educazione alimentare nelle famiglie e nelle comunità contribuisce a creare una consapevolezza intergenerazionale sull'importanza del cibo. Insegnare ai bambini l'origine del cibo, come viene coltivato e preparato, e l'importanza di una dieta equilibrata può instillare abitudini salutari fin dalla giovane età.

Eventi e Attività Sociali

Organizzare eventi sociali che ruotano attorno al cibo, come cene a base di alimenti locali e sostenibili, degustazioni o festival culinari, può celebrare il cibo salutare e sostenibile e allo stesso tempo rafforzare il tessuto sociale della comunità.

Impatto Globale

Mentre queste azioni possono sembrare localizzate, hanno il potenziale di influenzare il sistema alimentare globale. Una comunità di mangiatori consapevoli può diventare un modello per altri e ispirare cambiamenti simili in altre regioni e paesi.

Costruire una comunità di mangiatori consapevoli è un processo che va oltre il singolo individuo, creando un movimento collettivo verso la salute e la sostenibilità. Questa comunità diventa un catalizzatore per un cambiamento positivo, promuovendo un approccio al cibo che è rispettoso dell'ambiente, della salute e della società.

10.4. Visione futura: alimentazione e salute

Nella prospettiva di una visione futura, il rapporto tra alimentazione e salute assume un ruolo centrale nella definizione del benessere individuale e collettivo. Con l'evoluzione continua delle conoscenze scientifiche e una crescente consapevolezza sociale, si apre un orizzonte dove le scelte alimentari si integrano armoniosamente con un concetto olistico di salute.

Innovazioni in Nutrizione e Salute

La scienza della nutrizione è in rapida evoluzione, con ricerche che continuano a svelare il complesso legame tra dieta e salute. Si prevede che il futuro vedrà una maggiore personalizzazione dell'alimentazione, basata su genetica, stile di vita e condizioni di salute individuali. La nutrigenomica, lo studio di come il cibo influenzi l'espressione genica, potrebbe giocare un ruolo chiave in questo ambito.

Sostenibilità e Sicurezza Alimentare

La sostenibilità diventerà sempre più importante nelle decisioni alimentari. Con l'aumento della popolazione globale e le sfide ambientali in crescita, trovare modi per produrre cibo in modo più sostenibile sarà cruciale. Ciò include pratiche come l'agricoltura rigenerativa, sistemi di produzione alimentare circolari e tecnologie innovative come l'agricoltura verticale e la carne coltivata in laboratorio.

Educazione Alimentare Integrale

L'educazione alimentare giocherà un ruolo fondamentale nel plasmare le abitudini future. Un approccio integrato all'educazione, che combina la conoscenza della nutrizione, le competenze culinarie e la consapevolezza ambientale, potrebbe diventare una norma nei programmi scolastici, contribuendo a formare generazioni future di consumatori informati e responsabili.

Accesso Equo a Cibo Nutriente

Un obiettivo chiave per il futuro sarà garantire un accesso equo e universale a cibo sano e nutriente. Ciò implica affrontare le disuguaglianze attuali nel sistema alimentare, riducendo le 'desertificazioni alimentari' e migliorando le reti di distribuzione per garantire che alimenti salutari siano disponibili per tutti, indipendentemente dal reddito o dalla posizione geografica.

Ruolo della Tecnologia

La tecnologia avrà un ruolo sempre più rilevante nel modo in cui scegliamo, acquistiamo e consumiamo cibo. Dalle applicazioni mobili per il monitoraggio dell'alimentazione alle piattaforme di consegna di cibo sostenibile, la tecnologia può facilitare scelte alimentari più consapevoli e comode.

Alimentazione e Salute Mentale

Un'enfasi crescente sarà posta sul legame tra alimentazione e salute mentale. Riconoscendo che ciò che mangiamo influisce non solo sul nostro corpo ma anche sulla nostra mente, le strategie nutrizionali potrebbero diventare parte integrante del trattamento e della prevenzione delle malattie mentali.

Collaborazioni Multidisciplinari

La collaborazione tra esperti di nutrizione, professionisti sanitari, scienziati ambientali e policy maker sarà fondamentale per sviluppare un approccio olistico alla salute alimentare e sostenibilità. Tali collaborazioni interdisciplinari possono portare a politiche più efficaci e a sistemi alimentari innovativi.

Guardando al futuro, l'alimentazione sarà sempre più vista come un fattore integrante di uno stile di vita salutare e sostenibile. Con un approccio consapevole e basato sulla conoscenza, è possibile promuovere non solo la salute individuale, ma anche contribuire a un ecosistema più equo e sostenibile. Le scelte alimentari diventano così un'espressione di cura non solo per se stessi, ma anche per la comunità e il mondo in cui viviamo.

La trasformazione verso un approccio più consapevole e sostenibile al cibo è un viaggio continuo, non un traguardo definitivo. Questo percorso richiede impegno, sperimentazione e apprendimento costanti. Ecco alcuni modi in cui possiamo proseguire e approfondire questo viaggio, contribuendo non solo alla nostra salute e benessere, ma anche a un impatto positivo più ampio.

Promuovere la Consapevolezza Alimentare Continua

Continuare ad educarsi sulle relazioni tra cibo, salute e ambiente è fondamentale. Questo può includere la lettura di libri e articoli, la partecipazione a workshop e conferenze, e l'interazione con comunità online che si concentrano su questi temi. Mantenere una mente aperta e curiosa aiuta a rimanere informati sulle ultime ricerche e tendenze in campo alimentare.

Esplorazione e Sperimentazione Culinaria

Esplorare nuove ricette e tecniche culinarie può mantenere il viaggio alimentare stimolante e gratificante. Sperimentare con ingredienti diversi, particolarmente quelli locali e di stagione, non solo arricchisce il repertorio culinario, ma supporta anche pratiche alimentari sostenibili.

Condivisione delle Proprie Esperienze

Condividere le proprie scoperte e sfide può ispirare e motivare gli altri. Che si tratti di scrivere un blog, condividere post sui social media o semplicemente parlare con amici e familiari, raccontare la propria storia può avere un impatto potente.

Partecipazione Attiva alla Comunità

Unirsi o avviare iniziative locali come giardini comunitari, gruppi di acquisto collettivo o programmi di educazione alimentare nelle scuole può rafforzare la comunità e promuovere scelte alimentari consapevoli. Queste attività non solo offrono l'opportunità di connettersi con altri, ma permettono anche di mettere in pratica i principi di un'alimentazione sostenibile e salutare.

Advocacy e Azione Politica

Supportare politiche e legislazioni che promuovono un sistema alimentare sostenibile e giusto è un altro passo importante. Ciò può includere l'invio di lettere ai rappresentanti politici, la partecipazione a campagne o la collaborazione con organizzazioni che lavorano su questi temi.

Riflessione e Adattamento Personale

Riflettere regolarmente sul proprio percorso alimentare permette di valutare ciò che funziona e ciò che può essere migliorato. Essere flessibili e disposti ad adattare le proprie abitudini alimentari in risposta a nuove informazioni o cambiamenti nella propria vita è essenziale per mantenere un approccio alimentare equilibrato e sostenibile.

Impatto su Scala Globale

Riconoscere che ogni scelta alimentare ha un impatto globale può ispirare a fare scelte più responsabili. Che si tratti di ridurre il consumo di carne, scegliere prodotti biologici o ridurre gli sprechi alimentari, ogni azione ha il potenziale di contribuire a una salute migliore per l'individuo e il pianeta.

In conclusione, il percorso verso un'alimentazione consapevole è un viaggio in continua evoluzione. Attraverso l'istruzione, la condivisione, la partecipazione e la riflessione, possiamo tutti contribuire a plasmare un futuro in cui il cibo è fonte di salute, piacere e sostenibilità. L'invito all'azione è aperto a tutti: ogni passo, grande o piccolo, conta nel costruire un mondo più sano e sostenibile.

CONCLUSIONE

In "Il Cibo Ti Cura", abbiamo esplorato l'importanza vitale delle scelte alimentari, non solo per la nostra salute, ma anche per il benessere dell'ambiente e della società. Questo libro è stato un invito ad agire, ad abbracciare un'alimentazione consapevole e sostenibile. Ogni scelta alimentare è un'opportunità di nutrire il corpo, la mente e il pianeta. Il percorso verso un'alimentazione più sana e responsabile è personale e in continua evoluzione, ricco di scoperte e possibilità. Ricordiamoci che, attraverso le nostre scelte quotidiane, possiamo fare la differenza. Il cibo è più di nutrimento; è un mezzo per il cambiamento positivo.

Se pensi che questo libro ti sia piaciuto e ti abbia aiutato ti chiedo solo di dedicare pochi secondi a lasciare una breve recensione su Amazon!

Grazie,

Venere Lombardi